小児がん外科医

君たちが教えてくれたこと

松永正訓

中央公論新社

はじめに

私たちが一生の間に得るものの中で、最大のものは何でしょうか？

色々な答え方ができると思いますが、究極的にはそれは自分自身の誕生であり、また、自分の子どもの誕生ではないでしょうか？　新しく生まれた命というのは、個人の一生の始まりだけでなく、新しい家族の始まりでもあり、社会を形作っていくものでもあります。この命は何十年も続いていくことが当然と思われており、その過程には光り輝くような喜びがいくつも積み重なっていくことを、誰もが疑わないでしょう。

しかし、もしその新しい命が幼くして途切れたら、私たちはそれにいかに向き合い、どのように乗り越えようとするでしょうか？

私はこれまでの21年間に、小児外科医として数え切れないほどたくさんの子どもたちと触れ合ってきました。そのうちのおよそ１８００人の子どもたちには、体にメスを入れることで病気を治しました。外科療法がもたらす治療効果は劇的です。日常のありふれた疾患から命に関わる難しい病気まで、たくさんの子どもたちが見違えるように元気になって退院していく姿を私は見てきました。子どもたちの笑顔の数々が、私の励みとなり、充足感を生み出してくれます。小児外科という学問は、天から授かった、自信と誇りを与えてくれる仕事と私は思っています。

しかし、その小児外科医療の長い経験の中で、私にはどうしても越えられない壁がありました。それは、小児がんの治療です。小児がんの治療成績は大きく改善されたとはいえ、子どもが命を落とす可能性のある最も恐ろしい病気であることに違いはありません。子どもの病死の原因として最も頻度の高い疾患は今でも小児がんなのです。

小児がんの約半数は白血病などの血液のがんで、世界中の小児科医の努力によって、治る可能性が最も高い小児がんになりました。その生存率はおよそ80％と言われています。残る半数は、がん細胞が体の中に大きなしこりを作る「固形がん」です。私たち小児外科医は、胸やお腹の中にできる固形がんを治療します。これらの小児固形がんの中で、腎臓や肝臓から発生するがんの生存率は80％位に向上していますが、神経芽腫《しんけいがしゅ》や横紋筋肉腫《おうもんきんにくしゅ》と呼ばれる小児がんは残念ながら進行症例が多く、腫瘍が転移していると助けられないことの方が多いのです。

私は、小児固形がんを治療することで「子どもの生」を見たいと思い、小児外科医という仕事を選択して小児がんに挑みました。しかしその結果、数多くの「子どもの死」を見ることになり、ついには意識的に「子どもの死」と向き合うようになりました。子どもたちが向けた眼差しが私をとらえ、子どもの死から逃れることは私にはできなかったからです。大学病院勤務の間に、私は２０３人の小児がんのお子さんの治療に関わりましたが、このうちの56人の命は救うことができませんでした。

子どもの死は医療の側に立つ者には敗北であり、家族には痛みであり、子どもには恐怖であると、研修医のころに私は思いました。しかしこれは間違ったイメージなのではないかと、20年近くかかって思い至りました。そのことを教えてくれたのは子どもたちであり、そのご家族です。

２０３人の闘病を振り返ってみると、治療がうまくいって現在元気にしている子どもたちよりも、治療に難渋し最終的に命を助けることができなかった子どもたちの表情やしぐさが鮮明に思い浮かびます。短い生涯を閉じたこの子たちは、決して「可哀想な子ども」ではありません。80年は生きられなかったけれども、精一杯人生を生き切ったのです。

私は、子どもの死というものを敢えて真正面からとらえてみようと思います。読者のみなさんには、子どもの死がとても痛々しく感じられるかもしれません。しかし最後まで読んで頂ければ、子どもたちの死の直前までには濃密な生の時間があって、その物語は家族の中でずっと生き続けるということがお分かりになると思います。短い時間を駆け抜けた子どもたちを通して、命の輝きが浮かび上がることを心から願っています。

小児がん外科医

君たちが教えてくれたこと——

目次

第七章　自分の死

第八章　再生する家族

本文ＤＴＰ／今井明子

小児がん外科医

君たちが教えてくれたこと

第一章　初めて見る死

1 小児固形がんとの出会い

「ママ　ぼくをまた生んでね」

小児固形がんという病気の存在を知ったのは、1983年、私が千葉大学医学部の3年生の時でした。

ある日の放課後、いつものようにクラブ活動に参加するためにラグビー・グラウンドへ行くと、6年生の先輩が後輩たちに向かって臨床実習の話をしていました。私たちの大学では6年生になるとベッドサイド・ラーニングという実習があり、すべての診療科を1週間ずつ回って患者を受け持ちます。その先輩が小児外科病棟で見た患者は腹部にできた固形がんの子どもで、抗がん剤の投与を受けていると言います。私は基礎医学の授業を終了したばかりで、臨床医学の勉強はこれからという段階でした。したがって「腹部にできる小児固形がん」という病気は初めて聞きますし、「小児外科」というのもこれまでほとんど意識してこなかった学問でした。子どものがんといえば、普通は白血病をイメージします。これまでに聞いたことのなかった病名を聞いて、私は小児固形がんに強い興味を持ちました。

小児固形がんという言葉が頭の片隅から消えないでいる時に、1冊の本に出会いました。大野芳さんの書いたドキュメント、『ママ　ぼくをまた生んでね　小児がんの記録』という本です。この本の特徴は、小児白血病だけではなく小児固形がんの子どもたちの記録がたくさん載っていることです。まだ、小児がんの治療成績が悪い時代のドキュメントですから、この本に登場してくる子どもたちは次々と天国に旅立って行きます。私はこの本のページをめくるうちに、日常から非日常に引き込まれていきました。そしてある一節に釘づけになりました。以下に引用します。

＊　＊　＊　＊

「ママ、ボクが死んだら、またボクを生んでくれる？」

「いいわよ」

「死ぬって、どういうことなの？」

「羽根が生えて、天国に飛んで行くことよ。ママと二人で飛んで行くから、恐いことはないのよ」

（中略）

「ママは死んじゃだめだ。ママが死んだらボク生まれないもの。すぐにボクを生んでよ」

（中略）

「パパごめんね。ボク、頑張るって言ったけど、もう頑張れないよ」

「パパこそ、何もしてあげられなくてごめんよ。パパは、ずっと一緒にいるから、心配するなよ」

『ママ　ぼくをまた生んでね　小児がんの記録』大野　芳（潮出版社　1981年初版）

＊　＊　＊　＊

6歳のがんの子どもが自分の死期を悟って語ったという言葉です。6歳の子どもが本当にこんなことを言うのだろうか。私は自分の頭を強く揺さぶられるような衝撃を受けました。そして自分が医学部6年生になりベッドサイド・ラーニングで小児外科病棟へ訪れる際には、必ず小児固形がんの子どもを自分の目で見ようと決めました。

神経芽腫の雄治君

1986年の冬、6年生になっていた私は小児外科病棟に足を踏み入れました。小児外科病棟は母子センターの3階にありますから、病室の番号は3で始まります。301号室から303号室までが3つ連続した大部屋で、各部屋の中には6つのベッドが並んでいます。このうちの301号と302号に小児固形がんの子どもたちがいました。

小児外科の指導教官の先生に導かれて301号室に入った時、私は心の中ではっと息を呑みました。幼稚園児くらいの子どもが6人、その部屋にはおり、その6人とも髪の毛がなかったからです。最初に目が合った1番ベッドのお子さんが、雄治君（3歳・仮名）でした。

雄治君は、ベッドの端に腰掛けたお母さんにまとわりつくように、半ばべそをかきながら甘えていました。301号室の大部屋を広く見渡すと、他のベッドの5人の子どもたちは、子ども同士や付き添いのお母さんと明るい表情で遊んでいるのが目につき、雄治君の弱々しい表情が目立ちました。そして雄治君をよく見ると、私はあることに気づきました。他の5人の子どもたちの髪の毛はほとんど残っていないのに、雄治君の髪は坊主刈りになっていて、髪の毛が短く残っているのです。これは何を意味するのでしょうか。

雄治君の顔に注目していた私は、もう一つのことに気がつきました。雄治君の左目が赤く充血して、少し前に飛び出ているのです。たとえが悪いかもしれませんが、金魚の出目金のようです。目の周囲の皮膚も黒ずんで見えます。雄治君のお母さんは放心したような気だるいような表情で、雄治君をあやすこともなく斜め前の宙に視線を泳がせていました。

「この子は、神経芽腫。左副腎原発、病期4だ」

指導教官の先生がきっぱりとした口調で言いました。

神経芽腫という言葉を聞くと、一般の方は脳腫瘍を連想するかもしれませんが、そうではありません。人間の体の中の背骨の両脇に、上は首の高さから下は骨盤の奥深くまで、交感神経節という細胞が鎖のように並んでいます。この神経節細胞の一番大きなかたまりを副腎と言い、左右の腎臓の上に帽子のように載っています。神経芽腫は、成熟できなかった未熟な神経細胞が細胞分裂を続け、無限に増殖する小児がんです。交感神経節であれば、胸の中でもお腹の中でもどこからでも神経芽腫は発がんしますが、一番多いのが副腎原発です。日本では毎年100人以上のお子さんがこの病気を発症します。

神経芽腫という病気の最大の特徴は、1歳という年齢を境にして治癒する確率が極端に違うことにあります。1歳未満に、たとえばお腹にしこりを触れて神経芽腫が早期発見されると、100%に近い確率で治癒することが見込まれます。しかし1歳をすぎた神経芽腫は、通常がん細胞が全身の骨に転移しており、その治療は困難を極めます。

神経芽腫の早期発見は決して容易ではありません。病気自体が珍しい上に、子どもは自らの症状を訴えることはありません。小児がんの増殖のスピードは、成人のがんと比べるとはるかに速く、気がついた時にはおへそが横を向いてしまうくらいに腫瘍でお腹が張っていることがあります。また、全身の骨にがん細胞が転移すると、骨の痛みと発熱が延々と続きます。こういった転移の症状でようやく神経芽腫が発見されることも決してまれではありません。このように腫瘍が転移している状態を「病期4」と言い、治癒する確率は3人に1人程度しかありません。

301号室からナースステーションに戻ると、私は早速、雄治君のカルテを広げました。そこに記された雄治君の発病から入院までの経過を読んでいくうちに、私は怒りを感じざるを得ませんでした。

雄治君の発病は今から3ヵ月前でした。原因不明の発熱です。風邪の症状もないのに発熱だけが延々と続きます。雄治君のお母さんは繰り返し小児科クリニックを受診していいます。総合病院の小児科も受診しています。合計3ヵ所の小児科を受診していますが、その発熱からは神経芽腫の診断はついていません。発熱が続く雄治君は、やがて右膝を痛がります。整形外科を2ヵ所受診していますが、X線撮影で異常が認められなかったことから成長痛と診断されています。その後、左目が突き出てきました。眼科を受診しますが、これも点眼薬だけの処方で経過観察を指示されます。そして、けいれん。けいれんを起こした雄治君は救急車で市の総合病院へ搬送されました。緊急で脳のCTを撮影したところ、脳の中に膿瘍《のうよう》（膿《うみ》のかたまり）が発見されます。3ヵ月に及ぶ発熱はこの膿瘍が原因だったのでしょうか。脳神経外科医の執刀で雄治君に開頭術が行われました。しかし術野に現れたのは膿瘍ではありませんでした。脳腫瘍でした。全部を摘出することはできません。

外科医は腫瘍の一部だけを採取して検査に提出し、雄治君の頭は腫瘍を残したまま閉じられました。

病理検査の診断結果は神経芽腫でした。驚いた小児科スタッフが雄治君のお腹の超音波検査をすると、左の副腎に大人の拳くらいの大きさの腫瘤が見つかりました。雄治君は左副腎原発の神経芽腫だったのです。がん細胞は全身の骨に転移していました。右膝の痛みは転移による痛みです。目が飛び出ていたのは、左目の奥に神経芽腫が転移したためです。そして通常は滅多に見られない脳への転移がけいれんを引き起こしたのです。

大学病院への転院が決まり、翌日に救急車で移動というスケジュールが決まった日の夜に、雄治君の容態が悪くなります。頭部の手術創からじわじわと出血が起こり、体のあちこちに紫色の皮下出血が出現しました。がんが進みすぎて、雄治君は体内の出血を止める力がなくなってしまったのです。

出血を抑える薬剤を点滴投与されながら、雄治君は救急車で搬送されて大学病院に到着しました。この時点で雄治君の命はすでに風前の灯《ともしび》でした。

大学病院ではまず出血を止める治療を行い、出血傾向から脱したところで抗がん剤による治療が始まりました。私が見た雄治君は、初回の抗がん剤治療が今まさに始まったところだったのです。雄治君は、脳神経外科の手術のために丸刈りにされていたのでした。

（しかし、ここまでがんが進行するまで診断がつかないものなのだろうか）

医学生であった私は非常に強い疑問を感じました。小児固形がんという病気は、医者の世界でも十分に認識されていない、医療の谷間に埋もれた疾患なのでしょうか。小児外科の実習の1週間、私は自分が受け持った腸回転異常症の子どもよりも、雄治君ばかりを見ていました。その1週間、お母さんの表情に変化はありませんでした。うつろな表情で小さなため息をつく姿。我が子の病気に打ち克《か》つ気力が湧いてこないというふうに私には見受けられました。

小児外科を選ぶ

小児外科のベッドサイド・ラーニングが終了すると、そのまま私たちは卒業試験の期間に入りました。全科目の中で私は小児外科を一番最後に回ったのでした。私の友人たちはほとんど全員が、卒業後に入局する科を決めていました。私は脳神経外科医になって小児の脳腫瘍を治してみたいという気持ちもありましたが、やはり雄治君の顔が頭から離れることがありませんでした。小児外科への入局をまだ完全に決めきれないまま、卒業試験の合間に私は小児外科の医局長である講師のC先生に面会を求めました。C先生は後に小児外科教室の教授となり、私は10年間直接的に師事することになります。

「ほう、君はラグビー部？」

そんな一言でC先生との会話が始まりました。

私は童顔ですし、男としては少し小柄な方ですから、C先生には私がラガーマンだというのが少し意外だったのかもしれません。

「子どもが好きなんでしょ？　外科志望なんでしょ？　だったら迷わないで小児外科に入りなさいよ」

C先生は快活に私を勧誘してくれます。

「えっと……。僕、実は子どもは苦手なんです」

私は本心を吐露しました。その時の私が興味を持ったのは小児固形がんという病気であって、「子ども」でも「外科」でもなかったのです。

「そ、そうか。子どもには……、そのうち慣れる。今から教授に会ってみなさい」

私は素直にうなずいてA教授と面談しました。A教授は、もう私が入局することが決まっているかのように、私が小児外科医になったらどんな医療をやりたいかなどを質問してきました。つい数分前までは私の方が小児外科から勧誘を受けていたのに、いつのまにか、今はこちらが入局をお願いしている立場になっていました。私はその時点で腹を決めて、小児外科医になろうと決意しました。そして小児固形がんという病気について深く学んでみたいと思いました。入局にあたって私はA教授に一つだけ要求を出しました。

「先生、僕は小児固形がんの勉強をしたいのですが、勉強をしたい間はずっと大学に置いて頂けますか？」

A教授は破顔一笑という感じで、快く了承してくれました。こうして私は小児外科医になることとなり、ここで一度、雄治君とはしばしの別れとなりました。数ヵ月に及ぶ卒業試験を無事に終了して1987年の初春に医師国家試験を受験し、その年の大型連休明けに私は再度、小児外科の研修医として小児外科病棟に足を踏み入れました。

2 針を刺す毎日

進まない治療

勤務の初日に、先輩の医師が入院中の患者のカルテを順番にめくって、それぞれの患者の病名と現在行っている治療のポイントを教えてくれました。それが終わるとこれから病棟を回って、患者と付き添いのお母さんに顔合わせをすると言います。こうして私は半年ぶりに雄治君と301号室で再会しました。

雄治君はやせていました。やつれたような表情で顔色もすぐれません。左目は正常に戻っているのですが、髪の毛は坊主刈りではなく抗がん剤の影響でまばらに失われていました。そしてよく見ると、額の両側に「たんこぶ」のような盛り上がりがあります。先輩の医師が私を雄治君に紹介すると、雄治君は半年前に会った私を憶えていないのでしょう、私を警戒するようにお母さんに抱きついてしまいました。私はお母さんにも挨拶をしました。お母さんは半年前に比べて表情が明るく見えました。301号室を出て、私は先輩の先生に雄治君の額の「たんこぶ」のことを尋ねました。

「ああ、あれ。骨転移だよ。もう雄治君は抗がん剤が効かなくなってきて、頭の骨に転移して骨が出っ張ってきちゃったんだ。顔色も悪いでしょ。抗がん剤の骨髄抑制だけじゃなくて、骨髄にも転移してるから貧血がひどいんだよ」

　私は重い気持ちになりました。病棟を回り終えると、雄治君のカルテを取り出しました。半年前に私が見た雄治君は、その直前から抗がん剤投与を受け始めています。当初は抗がん剤に対する反応は順調で、飛び出していた左目も正常に戻り全身の骨転移も改善しています。そして手術によって副腎の原発腫瘍も取り除かれ、腫瘍があった場所には放射線が当てられています。しかし、ここから先は思うように治療は進んでいません。骨転移が再び現れたのです。

　私の入局した小児外科教室では、研修医はいわゆる受け持ち制をとっていませんでした。入院患者は常時30人程度おり、そのうちの約1／3が固形がんの子どもです。研修医はすべての患者を把握し、日常の最も基本的な医療業務をすべての患者に対して行わなければなりません。小児がんの子どもは、全身の骨に腫瘍が転移した神経芽腫が大半でしたが、ウイルムス腫瘍や肝芽腫・横紋筋肉腫・悪性奇形腫の子どももいました。どの子も幼稚園生くらいの年齢で、髪の毛がないために、最初のうちは男女の区別すらなかなかつきませんでした。私は詳細なメモ帳を作って、10人以上のがんの子どもたちの治療経過をすべて頭に入れました。どの子も入院期間はすでに長期にわたっており、また病気も難治性の状態ばかりでした。

連日の点滴

研修医の私が、がんの子どもたちに対して毎日行う医療業務のほとんどは採血と点滴です。私は来る日も来る日も、子どもたちに針を刺していました。

この当時の小児がんの治療は、末梢《まっしょう》点滴で行われていました。通常、私たちが医療機関を受診して点滴を受ける時、手の甲や腕に針が留置されます。これが末梢点滴です。点滴の液に含まれるブドウ糖濃度は5％程度で、これであれば数日間、末梢点滴は維持できます。しかしこれより濃度が濃くなると、留置針の入った血管が静脈炎を起こし、すぐに血管がつぶれてしまいます。そこで、鎖骨下静脈を穿刺《せんし》し、カテーテルと呼ばれる細い管を心臓の入り口あたりに留置する方法が開発されました。心臓のすぐ近くの上大静脈は、人間の体の中で一番太く血流も速い静脈なので、高濃度のブドウ糖やアミノ酸を注入しても静脈炎を起こしません。この技術が中心静脈栄養法です。英語の頭文字をとってＩＶＨと呼ばれます。

現在の医療で使われるＩＶＨカテーテルは、一度留置したら引っ張っても抜けないようになっています。また、手前が二股に分かれていて、一方からは抗がん剤投与や高カロリー輸液が、もう一方のルートからは採血や輸血が行えるようになっています。つまり、一度ＩＶＨカテーテルを留置すれば、患者は、点滴や採血の痛みから解放されることになります。

しかし１９８７年当時、ＩＶＨは感染を起こす危険性が問題になっていました。抗がん剤の副作用で子どもたちの白血球は正常の１／10以下に低下しています。白血球が少なくなれば、感染症と闘うことができなくなります。もしカテーテルに菌が付着すればそこが細菌の供給源になり、心臓のポンプの力で細菌が血流に乗って全身にばらまかれる敗血症の状態に陥ってしまうのです。

そこで、当時の私たちは末梢点滴でがんの治療を行っていたのですが、末梢点滴は抗がん剤による静脈炎が悩みの種でした。抗がん剤は血管の外に薬液が漏れると、薬の種類によっては非常に重篤な皮膚障害を作ります。雄治君を含めて小児がんの子どもたちは、ほとんど毎日のように採血と点滴の刺し直しを受けていました。そしてその針刺しを毎朝行うことこそが、研修医である私の最大の仕事でした。

連日採血や点滴を行っていると、主立った血管はすべてつぶれてしまいます。採血も点滴も子どもの命に関わる大切な処置ですから、血管があるところならばどんな場所からでも採血や点滴を行いました。採血は通常、肘の静脈から行いますが、ここの血管がつぶれると手の甲から採血を行います。手の甲がだめなら指からでも手のひらからでも採ります。点滴も同様です。点滴の針の留置を腕や手の甲だけにすることに、私はまったくこだわりませんでした。手の指でも足の甲でも足の指でも、どこにでも点滴を入れました。

子どもたちからすると、私は毎日針を刺す痛い医者でしかありません。ところが子どもたちが私を見て泣くのは処置室の中だけでした。1日3回の回診の時以外にも、私はできる限り病棟に遊びに行っていました。そんな時、子どもたちは本当に無邪気に私を歓迎してくれるのです。

病棟のお母さんたちともよく話すようになりました。夜遅い時間や土曜日の夕方などに、勤務から解放される時間帯がふっと生まれることがあります。そんな時にお母さん方からいろいろな話を伺い、様々なことを教わりました。雄治君のお母さんとも何度も話をしました。それによると、半年前の入院直後はすべてが精神的なショックの連続で、心が現実にうまく対応できなかったらしいのです。手術が無事に終了して一時は希望を抱いたものの、骨転移が再び現れて、お母さんは落胆する気持ちとやはりそうだったのかという諦めの気持ちになったと言います。そして現在は、自分なりの心の着地点を見出しているかのようでした。

3 黙って立ってろ

残り時間

夏のある日、C先生の指示で雄治君は個室へ移動になりました。骨転移が徐々に進行し、雄治君の顔色はしだいに悪くなっていました。がんの子どもたちは、普段はみんな一緒に301号室か302号室の大部屋で抗がん剤治療を受けていますが、全身管理が必要な重篤な状態になると個室へ移動して治療を受けます。その当時の私には、C先生がどの時点のどのような判断で雄治君を個室に移動させたのか、正直言ってさっぱり分かりませんでした。

しかし、雄治君にはもう残り時間が少ないことが、C先生には分かっていたのです。雄治君に必要なものは抗がん剤ではなくて、痛みをとってあげるという医療でした。

私たちの病棟では1日に3回、回診が行われます。手術場に入っている医師や外来診療中の医師を除き、それ以外の医師全員が参加します。看護師も数人、回診に加わりますから総勢10人くらいの集団になります。ガーゼの交換をしたり何らかの処置をしたりするのは朝の回診でほとんどが終わってしまいますから、夕方と夜の回診は、子どもの顔を見て声をかけ、お母さんに冗談を言ったりして明るく賑《にぎ》やかに進んでいきます。研修医の私の役割は冗談を言ってみんなを笑わせることでした。回診ではいつも先頭をはつらつと歩いていました。指導教官の先生には時々、ふざけすぎだと叱られましたが。

でも、雄治君のいる個室の前に来ると、みんなの足取りが重くなり私語も消えてしまいます。おごそかにノックして扉を開きます。雄治君は口元に酸素マスクを当てて、肩で大きく息をしていました。ベッドサイドにはモニターがおかれ、雄治君の心拍数と呼吸数を刻んでいます。

「いかがですか?」

C先生が優しくお母さんに尋ねます。

「え、ええ。ちょっと苦しそうで……」

「………」

誰も何も言いません。いえ、言えないのです。この重い空気を溶かす手段など誰も持ち合わせていません。

この光景が毎日、1日に3回ずつ繰り返されます。

仕事の合間に暇な時間ができると、私は、301号室や302号室には遊びに行くのですが、どうしても雄治君の個室に行くことができません。雄治君の部屋に入っても、お母さんに何と話しかけたらよいのか皆目分からないのです。私は雄治君を裏切っているような大変後ろめたい気持ちになりました。この時の気持ちは現在でも忘れることができません。そしてその気持ちを振り払うかのように、後年、自分が小児がん治療の責任者になってからは、末期がんの子どもの部屋に頻繁に足を運ぶようになります。

静かな別れ

ある日の日曜日、私は出番に当たっており朝から出勤していました。ベテランのB准教授と二人で日中の業務をこなすのです。B准教授はA教授と年齢も近く、傑出した手術技術を持った経験豊富な小児外科医として学会でも広く名前が知られていました。

朝の回診で大部屋を回り、やがて雄治君の部屋に入りました。雄治君の容態はさらに悪くなっています。今日はお母さんだけでなくお父さんもベッドサイドに付き添っています。B先生は無言で雄治君を見詰めていました。ご両親も何も言葉を発しません。しばらくすると、B先生は踵《きびす》を返して部屋を出ました。

私も慌てて後に続きました。するとB先生がくるっと振り返り、言いました。

「部屋の中で立ってろ」

「立ってる?」

私は聞き返しました。

「黙って立ってろ」

「はい」

「……1時間だ」

つぶやくようにB先生はそう言いました。私は部屋にもどり雄治君のかたわらに立ちました。

雄治君は眠っています。鎮痛剤が効いているのか、病状が進行して昏睡《こんすい》状態にあるのか、それともその両方なのか、雄治君は目を閉じています。顔色は土気色で、皮膚は乾いているように見えます。布団から出ている腕には、何度も点滴を刺された後の皮下出血が見られます。やせている顔と腕とは対照的に、お腹が大きく膨れ上がっていることが布団ごしに分かります。

枕元のモニターに目をやると、雄治君の心拍数が刻まれています。心拍数は1分間に150から170の間を上がったり下がったりしています。普通の心拍数の2倍の速さです。しかし呼吸はとてもゆっくりです。1分間に10回から12回くらい。普通の子どもの半分しかありません。

私とご両親は会話らしい会話をすることもなく、ただ静かに時間が流れていきます。お母さんは時折、小さくため息をつきますが、私にはそれが「嘆き」というよりも、なぜか「安堵」のように聞こえました。

私は上司の命令に従いその部屋に立ち続けました。そして1時間近くが経ったころから、雄治君の呼吸の間隔がさらに長くなり始めました。1回息を吐き出すと、しばらくの間、雄治君の胸は静止したまま動きません。

（このまま止まる……？）

私が目を凝らすと、雄治君はぐっぐっぐっと喘《あえ》ぐように大きく息を吸い込むのです。ご両親も雄治君の呼吸の変化に気づいて腰を浮かせています。

私は何をすべきか分かりませんでした。モニターを見ると、雄治君の心拍数は60から120の間を激しく変化しています。呼吸数は10回を切っています。私はそれまでに、患者を蘇生させた経験がありませんでした。ただ、知識として、どういう薬剤をどのような量で注射すれば、心臓が強く動き出すかということは知っていました。気管内挿管の経験はありませんでしたが、酸素バッグの押し方は知っています。自分のすべての知識を頭の中で反芻《はんすう》しました。

（しかし、それって意味があるのだろうか）

私はご両親の顔を盗み見ました。二人は悲しそうな表情をしていましたが、同時に静かな表情をしていました。強い表情ではないのです。何かを静かに待っているかのような表情でした。私は「黙って立ってろ」の言葉の意味が分かったような気がしました。自分は静かにしていなければいけないのだという気持ちに至ったのです。そしてさらに数分が経過すると、雄治君の心拍数は50から40、40から30、30から20と、あっという間に落ちていきます。私は反射的に部屋の扉を開き、廊下の看護師に向かって「B先生、呼んで！」と叫びました。

B先生が現れた時、モニターの波形はふらふらしているだけで、心拍の数字も0だったり5だったり、くるくると変わっていました。

雄治君は微動だにしません。

B先生は「スタンドスティル」とつぶやきました。心停止の意味です。そして腕時計を覗《のぞ》き、その時刻を告げました。お母さんはわっと泣き出して雄治君にすがりつきました。お父さんは涙をこらえているようでした。

私は急に両足に疲れを覚えました。しかし不思議と涙は出ませんでした。私には、雄治君にすがりついて泣いているお母さんの姿が、何か現実とは離れた世界のように感じられ、心停止までの1時間の間に見せた静かな表情こそが本当の姿なのではないかと思えてなりませんでした。

4 すべてが明らかになる

ご両親の決断

私が初めて見た死は、このように大変静かなものでした。雄治君の死を皮切りに、医者としての1年目に10人近い子どもの死を私は見ることになります。この年は、私たちの病棟の歴史の中で、最も数多くのお子さんが亡くなった年でした。私は偶然にもそのことごとくに立ち会うことになりました。また、なぜか多くの場合、最期の瞬間はB准教授と二人でした。B先生は決して蘇生をしませんでした。それが私たちの教室の決まったスタイルだったかというと、必ずしもそうではありません。医師によっては、強心剤を注射したり、心停止の直後に数分間心臓マッサージをした場面もありました。あるいは、呼吸停止の直後に気管内挿管をして人工呼吸器につないだこともありました。そのお子さんは意識のないままで、心臓だけが1週間動いていました。

もちろん、外傷による心肺停止の時や、昨日まで元気だった患者が急変した時はできる限りの蘇生処置が必要です。しかし確実に死が訪れていて、それが避けることができないと誰もが思い、そしてその死が受容されているのなら、蘇生術という行為には何の意味もないはずです。B准教授は言葉ではっきりとは言いませんでしたが、自らの態度で子どもの最期がどうあるべきかを教えてくれたかのようでした。私のこの原体験は現在までつながっています。私はがんの子どもの最期にあたっては、どんなささいな蘇生行為も一切したことがありません。私自身はこれまでに数百人のお子さんに全身麻酔をかけた経験がありますので、手元に道具さえあれば、どんな重篤なお子さんでも蘇生させる自信がありま す。けれどそれは、最期の命の火を消そうとしているがんの子どもたちには何の関係もないことなのです。

雄治君は、ロウソクの火が燃え尽きるように静かに穏やかに命の扉を閉じました。しかし私たち医者の仕事はこれで終わった訳ではないということを、その日のうちに私は知ることになります。

B准教授からの連絡を受けたC先生が病棟に現れました。C先生は雄治君のご両親とともに面談室に入って行きました。しばらくすると、ご両親が険しい顔つきで面談室から出て来てエレベーター・ホールに向かいます。そこには雄治君の親戚の方々がたくさんいて、ご両親は何やら相談していました。話し合いが終わるとご両親はもう一度、C先生と話し合いを始めました。そしてさらにもう一度、ご両親は親戚の方々と相談した後、C先生と3回目の話し合いを始めました。今度はあっさりとご両親は面談室から出て来ました。C先生もナースステーションに戻って来ます。C先生が厳《おごそ》かに言いました。

「やるよ、ゼク」

「……って、何ですか？」

「ゼクチオン。解剖のことだ。午後から始めるから一緒に来て」

私は、ご両親がC先生と親戚の方々の間を往復していた意味を知りました。解剖に関して、もしかしたら親戚の間で反対の意見があったのかもしれません。けれども最終的にご両親は解剖を受け入れたのです。

私は、雄治君の最期に関しては何日か前から心の準備ができていました。しかし解剖のことはまったく頭にありませんでした。ご両親も同様でしょう。小さな我が子の解剖を受け入れる親の気持ちはどのようなものなのでしょうか。雄治君のかたわらでいつもうつむき加減に座っていたお母さんは、見かけの弱々しさとは裏腹に実は強い気持ちを持っているのではないか。死と隣り合わせの長期の闘病生活を雄治君と共に過ごすことで、一般の人たちにはないような何かしっかりとした死生観に関する基盤みたいなものを作り上げたのではないかと私は感じました。

すべての治療の終わり

雄治君を乗せたストレッチャーは地下2階に降りて行きました。エレベーターから降りて、踊り場の奥の鉄の扉を開けると、そこには暗く長い廊下が一直線に延びていました。長い廊下の突き当たりに霊安室があり、病理解剖はその向かいの部屋で行われます。私はC先生の後について解剖室に入りました。床には白いタイルが張られており、排水溝が所々に見られます。解剖台の頭の方には水道の蛇口があり、水がゆらゆらと流れています。解剖台を浸した水は樋《とい》を伝わって床から排水溝に流れて行きます。私は長靴を履いて解剖台のかたわらに立ちました。マスクと帽子は身につけませんでした。マスクをつけたら雄治君に申し訳ないと、なぜかそう思ったのです。マスクをつけないという私のこの習慣はその後もずっと続きます。

病理の先生が二人、雄治君の前に立っていました。

「では、これまでの経過を説明してください」

病理医が厳かに声を発しました。

C先生が私に目で合図をします。私は雄治君のカルテを開き、発病から今日の日に至るまでの経過を説明しました。3歳5ヵ月で入院してこれまで10ヵ月。雄治君の人生のおよそ1／4は大学病院で過ごしたことになります。病理医はいくつかの疑問点を私に質問した後、メスを握りました。

病理医は次々に解剖の所見を述べていきます。私は必死になってそれを記録しました。最初のうちは、自分の手元ばかりを見ていて解剖を見る余裕がありませんでしたが、1時間ほどすると視線を上げられるようになりました。私は解剖そのものよりも、解剖を見るC先生の姿に圧倒されました。自身が行った手術・放射線療法・抗がん剤治療が、どのような結果になっているのかを、C先生は食い入るように見詰めていました。私たちの施設では神経芽腫の原発巣に対して徹底的な局所郭清《かくせい》の手術を行います。原発巣とそれに連なるリンパ節転移巣をすべて根こそぎ手術で取り除くのです。そして手術中に患者を放射線治療室に運んで、お腹の中に筒を差し込んで放射線を照射します。これを術中照射と言います。

C先生は左副腎の周囲を丹念に見ています。原発巣はきれいに取り除かれています。再発はありません。周囲のリンパ節も正常です。ただ、術中照射が当たらなかった、やや離れた位置のリンパ節がいくつか大きく腫《は》れています。術中照射で用いる筒の大きさには限界がありますから、どこの範囲までを確実に照射するかが最大の課題でした。C先生の関心もそこに集中していました。

雄治君の肺や肝臓・脾臓などにも多数の転移が見られました。特に左右両方の肺はがん細胞で置き換わったような状態になっており、胸腔内には血性胸水が大量に溜まっていました。解剖は、人間の体の中というブラック・ボックスをすべて明らかにします。治療の何がよくて、何が悪かったのか。何が子どもの体の中で起きていて、何が子どもの命を奪ったのか。すべてのことを明らかにすることで、次の治療の質がより高くなるのだということが、私にはおぼろげながら理解できました。C先生は私の手からカルテを取りました。そして最後のページを開くと、雄治君の精巧な解剖所見を描きました。おそらく何度となく描いた解剖図なのでしょう。ほとんど一筆書きのような躊躇《ちゅうちょ》のない線でした。こうしてカルテが閉じられて、雄治君のすべての治療が終わりました。解剖に要した時間は3時間ほどでした。

私はこれ以降、何十例という解剖に立ち会うことになります。解剖という行為はご両親にとってはとてもつらい決断を迫られるものです。実際、「もうこれ以上、痛い思いをさせたくない」という言葉を何回聞いたか分かりません。しかし私は解剖を行うことに非常に強い執着を持ちました。解剖を行ってすべてを明らかにしない限り、治療が終わったと思うことができないのです。また、私たちがご家族と強い信頼で結ばれて良質な医療を行っていないと、解剖のお許しを頂くことは絶対にできません。後年私は、ご両親に解剖をお願いする立場となりましたが、私が解剖をお願いして、ご両親から断られたことは一度しかありません。その一例は、脳に腫瘍が転移し、それが原因となって助けられなかったお子さんです。私はご両親に「頭を開けさせて欲しい」と申し上げましたが、一度もメスの入ったことのない頭に手をつけることにはお許しが出ませんでした。

「今度は必ず助ける」

雄治君とのお別れの時がやって来ました。雄治君の体は霊安室に横たわっています。いつの間にか、何人もの看護師が集まっています。私たちは順番にお焼香をしました。その部屋にいたほとんどすべての人が涙を流していました。しかし、どういう訳か私には悲しいという感情が湧いてきませんでした。なぜこの部屋の中で自分だけが泣かないのだろうかと、私は自分の気持ちを訝《いぶか》しく思いました。その答えは雄治君に手を合わせた時にすぐに分かりました。

私は線香の火を手であおって消し、香炉に立てました。目を閉じて手を合わせ、心の中で雄治君に話しかけました。

（……今日の日まで、雄治君、痛いことばかりであんまりいいことなかったね。でも、精一杯生きたね。もう一度、生まれて来なよ。今度は楽しい人生が待ってるよ。でも、もし、万が一、また同じ病気になったら、今度は必ず助けるよ）

私は、自分たちの無能ぶりに腹を立てていたのです。悲しんでいる場合ではありません。神経芽腫という病気をもっと深く理解して、いつの日かこの病気を克服しなければいけません。そのためには何をしなければならないのか。医師になって1年目の私には、それは気の遠くなるような遠い道のりに感じられました。ただ、その時点で私に分かっていたことは、小児外科医がいくら手術の腕を磨いても、それだけではこの病気を治せないということです。神経芽腫という病気の本態を解明し尽くした時に答えが現れるのではないかと、私はぼんやりと考えました。

「今度は必ず助ける」という約束の言葉を、私はその後、すべてのお子さんと交わしています。先に述べたように、私は研修医の1年目にたくさんの子どもの死に立ち会いました。その一人一人を、その一場面一場面を私は鮮明に憶えています。その頃の私の立場はC先生の手伝い程度でしたから、子どもの死を目前に控えたご両親と、精神の内奥までの深い世界で会話を交わしたことはありません。もちろん、いかなる面においてもご両親から私が頼りにされたことなどはありませんでした。私にできることは採血と点滴を入れることだけで、お子さんの状態を把握して上医に報告することだけでした。しかし治療が手詰まりになってお子さんの残り時間が少なくなると、もはや採血も行われなくなります。そうなると私にできることは、B先生から教わったように黙って立っていることだけでした。

研修医であった2年間、私の役目はこれだけでした。末期を迎えたお子さんに対して、私が何かできる訳ではありません。それはどのご両親も分かっていたと思います。けれども、医者が一人でもベッドサイドにいるということ自体が何らかの安心感をご家族に与えているのではないか、私はしだいにそう考えるようになりました。私は黙って立ち続けました。

雄治君の死は、私にとって初めての死でした。ここからすべてが始まったのです。

第二章　敗北し続けることの不安

1 初めてのウォッチ

病期4の達也君

小児外科医が治療する疾患は、もちろん小児固形がんだけではありません。生まれたばかりの赤ちゃんに対する治療は、私たちの仕事の大きな部分を占めます。私たちが手術をするのは新生児の消化管と呼吸器です。新生児の体にメスを入れ、腸や肺の先天奇形を手術で治すのです。手術が終わると、赤ちゃんの全身状態を支えるような厳重な管理が必要になりますから、夜通し赤ちゃんを診ていなければなりません。これをウォッチと言います。見張りという意味です。今ではすっかり制度が変わってしまいましたが、私が研修医だった時代、ウォッチは研修医の重要な業務の一つでした。私は数えきれないほどたくさんのウォッチを経験しましたが、最も印象深いウォッチは最初に行ったウォッチです。小児外科医であればほとんどすべての医師が、初めて経験するウォッチは新生児のウォッチのはずです。しかし、私の場合は違っていました。

達也君（5歳・仮名）は、左副腎原発の神経芽腫・病期4でした。丸い顔立ちの丸い目をした、いつも明るい表情をした男の子です。入院時に見られた骨転移は化学療法ですぐに消失しました。問題は原発巣でした。抗がん剤投与を3コース行ったのですが、原発巣にはまったく大きさの変化が見られませんでした。

病期4の進行神経芽腫では、全身の骨に転移があるだけでなく、通常、原発巣は巨大な大きさになっていて手術で摘出できない状態にあります。手術で摘出できるかできないかの判断は血管との位置関係で決まります。人間のお腹の中を走る一番太い動脈は、心臓から下半身に向かって走る腹部大動脈です。そしてこの血管と並走して心臓に血液を還す静脈が下大静脈です。神経芽腫・病期4のお子さんはほとんどの場合、腹部大動脈や下大静脈が原発巣の中に巻き込まれてしまっています。腹部大動脈から枝分かれした動脈は、肝臓や腎臓や腸に血液を送っています。もし仮に、強引に手術をすればこれらの臓器に血液を送る血管を切断してしまうことになります。もちろん、腹部大動脈や下大静脈を切ってしまったら瞬時にして大量出血となります。

そこで術前に化学療法を3コース程度繰り返して原発巣の縮小を待ちます。この間に転移巣も消えていることが理想的です。転移がひどい状態で原発巣の手術を行うことは決してよいことではありません。手術の影響で、術後の抗がん剤投与の再開が遅れた場合、転移巣の増殖が一気に進む可能性があるからです。

達也君の場合はめったにないケースでした。転移巣はあっさりと消えたのに、原発巣は相変わらず腹部大動脈を取り巻いたままで抗がん剤の効果が見られなかったのです。放射線療法も検討されましたが、あまりにも腫瘍が大きいため、もし照射をすれば周囲の正常な臓器にも多量の放射線がかかってしまいます。放射線治療は危険性が高すぎると判断されました。達也君は入院してまだ3ヵ月でしたが、治療はもうすでに正念場になっていたのです。

カンファレンスでは、達也君の治療をどうするかが議論になりました。このまま単純に抗がん剤治療を繰り返すのも一つの選択肢です。しかし、それでは病気は治せないことは分かり切ったことでした。そこで、原発巣の「部分切除」を試みようとの結論になりました。つまり腫瘍のすべてを摘出することは不可能なので、「部分切除」によって摘出できる範囲で腫瘍を取り除こうと考えたのでした。腫瘍の容積を少しでも減らすことができれば、その後に新しい治療が展開できる可能性が生まれるかもしれません。私たちはその可能性に賭けることにしました。ですが、部分切除というのは決して簡単な手術ではありません。腫瘍を部分的に切除するということは、腫瘍を断ち割るということでもあります。神経芽腫では、がんのかたまりの中に非常にたくさんの血管が含まれています。したがって、腫瘍を割ると、その断面から多量に出血する危険があるのです。

命懸けの手術

C先生とご両親の話し合いの結果、手術が行われることに決まりました。手術はA教授とC先生、それに中堅の医師が加わりました。達也君は朝8時20分に小児外科病棟を出て、手術室に向かいました。浴衣のような手術衣に着替えさせられた達也君は、移動用の黄色いストレッチャーにちょこんと乗っていました。囲いのある小児用のストレッチャーです。達也君はこれから何が起こるのか知らないのでしょう。看護師やお母さんにストレッチャーを押されて病棟を出発する達也君を、私は手を振って送り出しました。達也君はにこにこしながらこちらを見返し、そしてゆっくりと遠ざかって行きました。

その日の午前中、私は研修医としていつものように病棟の業務を行っていました。ナースステーションの真向かいには達也君が帰って来る個室があります。時々廊下に姿を現すご両親は落ち着かない様子で、廊下ですれ違う闘病仲間のお母さんたちと短く言葉を交わしたりしていました。

手術室からの電話が鳴ったのは午後2時をすぎた頃でした。対応した看護師は電話を切ると、上司の看護師に何かを言っています。この時から病棟は人の動きが速くなり始めました。看護師たちは倉庫から人工呼吸器を持ち出して、達也君の307号室に運び入れます。私も慌てて307号室に入りますが、看護師たちが人工呼吸器をセットアップするのをただぼう然と見ているだけでした。

達也君が小児外科病棟に戻って来たのは、午後3時頃でした。小児外科医や麻酔科医・看護師に囲まれ、達也君を乗せたストレッチャーはものすごい勢いでこちらに向かって来ます。小児用の小型の黄色いストレッチャーではありません。大人に使用する大型の手術搬送用のストレッチャーです。達也君の口には気管内挿管チューブが留置されており、麻酔科医がジャクソン・リース回路で酸素バッグを押しています。ストレッチャーとほぼ同時に私は307号室に入りました。

私にできたことは、皆と掛け声を合わせて達也君をストレッチャーからベッドに移したことだけでした。

「酸素！　酸素！」

「早くモニター！」

「違う！　それじゃないヤツ、持ってきて！」

怒号が飛び交っていました。

C先生は部屋の隅にいるご両親に声をかけ、ご両親と連れ立って面談室に向かいました。

達也君の体にモニターがつけられて、ジャクソン・リース回路が外されると、人工呼吸器が装着されました。達也君の胸のX線を撮影し、気管内挿管チューブが正しい位置にあること、左右の肺がよく膨らんでいることが確認されました。点滴のラインの途中にはいくつものポンプがつけられて、昇圧剤や強心剤が持続投与されました。そして、輸血も続きます。滴球内をぽとぽとと音を立てるかのような勢いで血液が落下して行きます。動脈採血で達也君の体内の酸素の濃度を測定し、人工呼吸器から送り込まれる酸素濃度の調整が終わり、ようやく307号室は静かになりました。

手術に入っていた先輩の医師に聞いたところ、手術の前半はそれなりに順調に腫瘍の摘出が進んだそうです。しかし徐々に出血がひどくなり、途中からは出血で術野が見えない状態になって、手術の後半はただひたすら止血が行われたそうです。一応の止血は得られたものの、腫瘍の断面からはじわじわと出血している状態でお腹を閉じて戻って来たと言います。手術中、達也君の血圧は下降と上昇を繰り返し、心臓の拍動も一時は徐脈になったとのことです。麻酔科医の判断で気管内挿管チューブはそのままにして、小児外科病棟で人工呼吸管理となったのでした。つまり、達也君は自分の心肺機能で全身状態を保つことができないということです。沈痛な表情をしたご両親が入って来るのと入れ違うように、私は307号室を出ました。

その後、307号室には、C先生を含め何人もの先生が慌ただしく出入りを繰り返しました。血液製剤が何本も追加され、輸血は全開のスピードになっていました。私は先輩の先生に命じられて、輸血室へ走ったり、検査室へ走ったりしていました。医師が看護師に出すオーダー用紙が山積みになっていきます。事態がよく飲み込めない私は、ナーステーションに戻ったC先生に尋ねました。

「先生、どういった具合なんでしょうか？　もうずいぶん、輸血しましたけど」

「うん、コントロールされてない。出血が止まってない」

「お腹の中ですか？」

「ちょっと診ておいで」

　私は307号室に入りご両親に軽く黙礼すると、聴診器を手に達也君の方に向きました。そして達也君のお腹を見て、ぎょっとなりました。

　青いような黒いようなお腹が、はち切れんばかりに膨れ上がっている。

　お腹の中で出血が続き、病棟に帰って来てわずか数時間でこのようになっていたのでした。達也君の顔を覗くと、あの数時間前の笑顔の名残はどこにもありません。黒くむくんだ顔の表情はぴくりとも動きません。閉じられたまぶたをよく見るとわずかにうっすらと開いており、私は達也君の名前を呼びたくなりましたが自制しました。ご両親に黙礼して307号室を出ると、私はC先生を中心にした小児外科医の輪にそっと加わりました。C先生の説明はこうでした。今、達也君のお腹は出血でぱんぱんに張っている。これ以上、お腹の中に出血するスペースはないはずだ。お腹の中の圧がここまで高まれば、その圧力で出血は止まるはずだから、人工呼吸器の酸素を送る圧力を高くして何とか凌《しの》ごうという治療方針でした。

私たちは輸血を続けながら、達也君の全身状態を見守りました。30分、1時間と時間が過ぎていきます。そうしているうちに、達也君の血圧がゆっくりと下がり始めました。それを見ると、C先生は病棟を離れ階下へ降りて行きました。教授室へ向かったのでした。しばらくして病棟に現れたC先生の表情は大変硬いものでした。C先生は私たち全員を集めると、治療方針の変更を告げました。

「これから開けるから。準備して。麻酔科にも連絡」

そしてこうつけ加えました。

「一回だけ開けるから。一回しか開けないから。一回だけ」

私には、なぜ一回だけしか開腹しないと決めているのか、理由が分かりませんでした。それを質問したいという気持ちになりましたが、C先生の言葉の厳しさに押されて口を開くことができませんでした。後年、自分が小児外科の指導的立場になってようやくその意味が分かった気がします。止血のための再開腹は、一発で止血を決めなければ何度でも出血を繰り返します。大量出血で全身状態の悪いお子さんに二度も三度も止血術を行えば、体力的に持ちません。止血のチャンスは一度だけなのです。

再開腹は朝の手術と同じメンバーで行われました。私も含め小児外科医全員が手術室に入りました。術者以外の医師たちは、いつでも迅速に輸血ができるように手術台の周囲で待ち構えていました。狭さなど普段は感じたことのない手術室が、ベージュ色の手術着を着た外科医で一杯になっています。A教授が麻酔医に声をかけ、麻酔医から合図が返ると手術開始となりました。教授は、達也君の皮膚を縫った青色のナイロン糸をはさみを使ってあっという間に抜糸していきます。皮下を露出すると、腹膜と筋肉を一緒に縫った白い絹糸が見えています。教授はためらわず中央の一針を抜糸しました。その瞬間、一直線に、天井の無影灯まで血液が吹き上がりました。

「吸引！」

「ペアン！」

「開創器！」

瞬時にして術野は赤く染まり血の海となります。教授の手は一瞬も止まりません。A教授の手とC先生の手は、まるで一人の人間が4本の手を繰っているかのように動きます。達也君のお腹を一気に開腹し、血液をすべて除去して腸管を横にどかすと、お腹の一番奥を露出し、手術で取りきれなかった腫瘍と腹部大動脈の間を教授は指で押さえました。術野には血液がもう湧いてきません。手術場が急に静かになりました。その時、ふと教授が顔を上げると、私と視線がぶつかりました。

「驚いたか?」

教授は静かに言いました。

その日の夜、私と私の同僚であるもう一人の研修医が、指導教官に呼ばれました。今晩から二人で交代で、達也君の具合がよくなるまでウォッチ態勢に入れとの命令です。初日のウォッチは私が買って出ました。

私の仕事は1時間おきに動脈採血をして、達也君の酸素濃度と血液の濃さ、さらに電解質濃度をチェックし、人工呼吸器の設定値を調整したり、輸血のスピードを調整したり、点滴の電解質濃度を変更することでした。長い一日が終わった後のウォッチでしたが、私は不思議とまったく眠気をおぼえませんでした。人工呼吸器につながれて眠っている達也君に、私は「がんばれ、がんばれ」と何度もエールを送りました。再手術前に比べて明らかに顔色がよくなっている達也君。目は閉じていますが、それも力強く閉じているように見えます。夜が白々と明け始める頃、達也君の血液濃度は少しずつ上昇し始めました。お腹の中の出血が完全に止まったのです。私は一睡もせず、翌朝からの勤務を始めました。

私と同僚の交代のウォッチは1週間続きました。達也君は危機を脱しました。しかしこれは残念ながら、達也君のがんが治ったということではありません。

達也君のお腹の中には依然として神経芽腫が残っており、抗がん剤はやはりその後も効果はありませんでした。あれだけ過酷な手術に耐えた達也君も、最後は神経芽腫という病魔には克つことができなかったのです。全闘病期間はわずか4ヵ月でした。達也君の笑顔は一枚の写真のように、あの日、手術室に向かう黄色いストレッチャーの上で見せてくれたまま、私の心に残りました。

達也君の命を懸けた手術を見た直後に、私は続けざまにもう一人、過酷な手術を経験する患者に出会います。その子は生後5ヵ月の赤ちゃんでした。

2 指を噛む赤ちゃん

5ヵ月の由香ちゃん

由香ちゃん（仮名）が私たちの病棟に入院してきたのは、私が研修医になって2ヵ月くらいの初夏の頃でした。満期産で元気に生まれた由香ちゃんは母乳を飲んで育ちました。生後2ヵ月の頃から笑顔を見せるようになり、生後3ヵ月にはしっかりと首がすわったそうです。市の4ヵ月健診でも特に問題は指摘されず、「よく育ってますね」と言われてお母さんはうれしく思ったと言います。そんなある日、由香ちゃんのおむつを替えていると、お母さんは由香ちゃんの下腹部が異様に大きくなっていることに気づきました。近くの小児科を受診したところ、総合病院の小児科へ行くように指示されました。市立病院の小児科の医師は、由香ちゃんのお腹を触診するとすぐに私たちの病院に連絡を取ったのでした。

由香ちゃんが入院してくると私たちは病棟に超音波装置を持ち込み、先輩医師の指導のもとに私が検査を行いました。生後5ヵ月ですから由香ちゃんのほっぺはふっくらとした輪郭で、柔らかそうな肌が印象的でした。一重まぶたの切れ長の目は病室のあちらこちらを見ています。口に含んだおしゃぶりを力強く吸っている姿は、赤ちゃんの持つ生命力を感じさせます。

由香ちゃんの下腹部に目をやると、そこが膨らんでいるのが分かります。私は、超音波のプローブをそっと押し当てました。モニターには、内部に細胞成分がぎっちりと詰まった腫瘍が映し出されました。こういった腫瘍は、良性である可能性はほとんどありません。悪性の小児がんを考えなければなりません。私たちはその場ですぐに検査室に電話を入れて、X線CTを撮ることにしました。

CTで映し出された腫瘍は骨盤の中のほとんどを占めていて、どの場所から発生しているか分かりません。小児固形がんのうち、骨盤の中に発生する可能性があるのは神経芽腫や横紋筋肉腫ですが、神経芽腫では血液や尿の中の腫瘍マーカーが上昇します。由香ちゃんの腫瘍マーカーはいずれも正常でした。そうなると、考えられる病名は横紋筋肉腫となります。私たちは由香ちゃんの病気を横紋筋肉腫と診断しました。なお、現在の医療では、化学療法を開始する前に手術でお腹を開いて腫瘍の一部を採取しておくことが標準化されています。顕微鏡で腫瘍の病理診断を確定するためです。これを開腹生検と言いますが、この当時はこういった手順は確立されていませんでした。

横紋筋肉腫という小児がんは現在でも大変やっかいな腫瘍です。人間の筋肉には横紋筋と平滑筋があります。腕や足の筋肉のように自分の意思で動かすことができるのが横紋筋です。平滑筋とは消化管のように自動的に動く筋肉です。横紋筋肉腫は、体の中の横紋筋がある所ならばどこからでも発生します。横紋筋肉腫がやっかいと言った理由は、発生した場所によっては手術ができないことがあるからです。たとえ腫瘍が摘出可能な大きさでも、発生部位が膀胱《ぼうこう》などでは手術をする訳にはいきません。手術を行うと膀胱を一緒に失ってしまうからです。

由香ちゃんの巨大な腫瘍は、後腹膜由来なのか、膀胱由来なのか、子宮由来なのかさっぱり分かりませんでした。しかしその腫瘍が摘出不可能であることは、私にも理解できました。そうなると、治療の中心は抗がん剤を用いた化学療法ということになります。横紋筋肉腫に対する治療の世界標準は、3種類の抗がん剤の組み合わせによるものです。問題は生後5ヵ月の赤ちゃんに抗がん剤を投与することでした。

抗がん剤を投与するということは、一歩間違えれば副作用で命を落とすということです。抗がん剤の副作用で髪の毛を失うと、子どもたちは非常に痛々しく見えますが、脱毛によって命まで取られることはありません。子どもの命を脅かすのは、大量の嘔吐《おうと》と骨髄抑制です。

1990年代になって吐き気止めの薬が開発されるまで、抗がん剤の副作用による嘔吐は凄《すさ》まじいものでした。大量の水分と電解質が失われ、厳重な輸液管理を行わないと生命の危険がありました。また、骨髄抑制により白血球が低下すると、子どもたちは連日高熱に見舞われます。私たちにとっては何でもないウイルスや細菌が、白血球の低下したお子さんには重症感染症を起こすのです。さらに赤血球が低下して貧血となり、血小板が低下して出血傾向となります。重症感染症を起こしたお子さんの体の中ではどんどん血小板が消費されますから、ますます血小板が減少します。血小板の極端な低下は脳内出血などを招く危険があり、即、生命に直結します。私たちが毎日のようにがんの子どもたちから採血していた理由はこのためです。小児がん病棟では日常的に輸血が行われています。

生後5ヵ月の由香ちゃんに対する抗がん剤治療が始まりました。抗がん剤は規定の量よりも減量してあります。私たちは注意深く白血球や血小板の低下の推移を見守りましたが、想像していたほど副作用は強く出ませんでした。しかし由香ちゃんは母乳もミルクもまったく飲まなくなりました。点滴だけが命綱です。点滴漏れのたびに私は必死になって由香ちゃんの細い手足に静脈留置針を入れました。そして1回目の化学療法が終わって3週後に由香ちゃんのCTを撮影しました。

腫瘍には何の変化も見られませんでした。そしてこれは、抗がん剤の量を徐々に増量して3回の化学療法を行った後でも同じだったのです。

おびただしい数の血管

カンファレンスは激しい議論になりました。入院からずっと由香ちゃんを診ている先輩の医師は、手術以外に由香ちゃんを助ける方法はないと主張します。それに対してC先生の意見は、そんな危険を伴う手術、子どもの体の機能の一部を損なうような手術は行うべきでないと真っ向から対立しました。どちらの意見も正しいのです。みんな由香ちゃんを助けたいのです。しかし私たちは迷っていました。その日の結論は、血管造影検査を行って腫瘍に出入りしている血管の状態を把握しようというものでした。つまり、本当に手術は不可能なのかどうか調べてみることにしたのです。

血管造影はX線室で行われます。この検査は、太ももの付け根にある大腿動脈に針を刺し、そこに血管造影カテーテルと呼ばれる直径数㎜・長さ数十㎝の管を動脈の中に入れていくという作業を要します。子どもでは当然、検査に協力は得られませんから、全身麻酔が必要となります。小児外科医はこういった検査の時に、自分たちで麻酔をかけます。私たちは由香ちゃんに麻酔をかけて、由香ちゃんの腹部大動脈の中にカテーテルから造影剤を入れ、X線を撮影しました。

できあがった写真を見て私たちは唸《うな》ってしまいました。腹部大動脈は腰の高さで左右に枝分かれします。そして、その動脈はさらに2本に分かれ、1本は骨盤内に血液を供給し、もう1本は足に血液を送ります。由香ちゃんの腫瘍は、左右に分かれる大動脈の股のところにはまり込んでいました。そして骨盤内に血液を供給する動脈から、おびただしい数の血管が蜘蛛《くも》の巣のように腫瘍に入り込んでいました。腫瘍の内部は無数の血管で充満しています。私はカルテを開いてその様子を書き写そうとするのですが、あまりの血管の多さに正確なスケッチは不可能です。私は途中で諦めて、英語で「血管だらけ」とだけ書きました。

次回のカンファレンスがやって来ました。私は皆より早くカンファレンス・ルームに行って準備をし、由香ちゃんの血管造影のフィルムをシャウカステン（X線フィルムを光にかざして見る観察装置）に掲げました。部屋に入って来たB准教授は由香ちゃんの血管造影のフィルムを見るなり、「俺はやらんね」とつぶやきました。全員が揃《そろ》ってからカンファレンスが始まりましたが、議論はやはり堂々巡りでした。由香ちゃんをずっと診ている医師はあくまでも手術を主張し、教授に懇願するように決断を迫りました。

しばしの沈黙の後、

「腹からだけじゃ、無理だな」

教授がそう言って会議は終わりました。

術式はこうです。まず最初に下腹部を横に切開してお腹を開けます。腫瘍がどの程度、周囲の臓器に広がっているかを確認し、血管との剝離が可能と判断できれば腫瘍摘出に移ります。他臓器合併切除はやむを得ないので、S状結腸に腫瘍が浸潤していれば人工肛門の方針となります。剝離を可能な限り行ったら、いったんお腹を「仮閉じ」し、由香ちゃんをうつ伏せにします。仙尾関節、つまり尾てい骨と腰の骨の間を横に切開して背中側からお腹の中に入り、腫瘍の裏を剝がします。ただし、ここの操作はほとんど視野が得られないので、長いペアン鉗子《かんし》を「テコ」のようにして奥の方を剝がすと言います。ここで出血すると止血はかなり難しいと教授は強調しました。そして剝離が終われば仙尾関節を縫い合わせて、再び由香ちゃんを仰向けにし、再度、お腹を開けます。最後に、お腹側からの剝離と背中側からの剝離がつながり、腫瘍が摘出されるのです。

手術の日、私はいつものように病棟業務に追われていました。由香ちゃんの個室ではご両親が不安げな表情で座っている姿が見られます。私は一刻も早く手術室に行こうといつも以上に仕事を急ぎました。午後になってようやく時間ができて、私は先輩の医師と一緒に手術室に向かいました。

中央手術部の12番の部屋が小児の手術が行われる場所です。自動扉を開くと手術台の周りに何人もの医師の姿が見えます。小児外科のスタッフだけでなく、麻酔科医たちも万が一の事態に備えて集まっていたのです。その人垣の間から教授の顔が見えました。自動扉の開く音に顔を上げた教授は私に言ったのか、私の隣の先輩に言ったのか、

「よく見とけよ！　ここはこうやって剝がすんだ！」

と大きな声を上げました。

私は身震いして術野に近づくと、由香ちゃんの腹部操作はすでに終わってうつ伏せで手術が行われているところでした。教授は長いペアン鉗子を持って、それを仙尾関節から由

香ちゃんの体の奥深くに差し込んで剝離をしている最中でした。もし出血したら止血が難しいという手術の最大の難関です。しかし私は安堵のため息を小さく漏らしました。術野にほとんど出血が見られなかったからです。その後は、誰も何も言葉を発せずに手術は静かに進みました。背中からの操作が終了すると、傷口にガーゼが当てられ、由香ちゃんは仰向けになりました。麻酔科医がモニターをつけ直したり、気管内挿管チューブの固定を直したりしてから、由香ちゃんの腹部は茶色いヨード消毒液で消毒されました。手術の布がかけられて腹部操作の再開です。仮止めしてあったお腹の糸が無造作に切られて巨大な腫瘍が姿を現しました。ここから先の剝離でも、出血はほとんどありませんでした。

腫瘍は結局、子宮原発でS状結腸にがっちりと浸潤していました。子宮の壁の一部を切除し、S状結腸は腫瘍につけたまま摘出されました。由香ちゃんは大腸の一部を失い人工肛門となりましたが、その代わりに命を手に入れました。腫瘍は完全に切除されたのです。

由香ちゃんの術後の回復は速やかでした。何事もなかったような顔つきで、手足をばたばたとよく動かしています。術後1週には、手術前と同じようにミルクを飲んでいました。術後の化学療法も開始されました。手術操作で腫瘍細胞が血液中に散ってしまうことを防ぐためです。体力を著しく消耗する手術の直後ではありましたが、抗がん剤投与は必要なのです。

目を疑う

化学療法が終わって3週が経ちました。手術が終わってからは4週が経過しています。その日、私は由香ちゃんに入眠剤を飲ませて、由香ちゃんを眠りにつかせました。造影CTの検査を行うためです。私たちは、がんの手術後1ヵ月には必ずCTを撮影して、手術で摘出した跡がどんな状態になっているかをチェックすることにしていたのです。眠った由香ちゃんをストレッチャーに乗せて、私はお母さんと一緒に地下1階のCT室に降りて行きました。子どもを薬で眠らせてCTなどの検査を行うことは、私たち研修医の大事な仕事でした。手術の腕前はまだ初等レベルでしたが、画像診断なら先輩の医師たちと対等に議論することができます。私はこの頃、画像診断に自分なりに力を入れていました。

CTの検査台に由香ちゃんを移し、撮影を開始しました。点滴からは造影剤が注入され、血流が豊富な組織は信号が増強されて白く映ります。私は操作室でモニターを眺めていました。数秒おきに次々と由香ちゃんの体の断面像がモニターに現れます。肺、肝臓、腎臓、そして骨盤が映し出されると、そこには、腫瘍がありました。

術前とまったく同じ場所に、同じ大きさの腫瘍があったのです。

当然、私は自分の目を信じませんでした。検査を終えると私は由香ちゃんをストレッチャーに乗せ、急いで病棟へ帰りそのまま処置室に由香ちゃんを運び入れました。お母さんが険しい顔で私の後を追います。超音波装置のスイッチを入れ、超音波で由香ちゃんの下腹部を見ると、やはり、ありました。信じがたいことですが事実でした。あれだけ完璧な手術を行ったのに、わずか1ヵ月で腫瘍は再発し、元の大きさにまでなっていたのです。私が顔を上げると、そこには泣きそうなお母さんの顔がありました。私は申し訳ない気持ちで一杯になりました。私の口から、再発であるとは言えませんでした。お母さんはすべて分かっています。研修医はどんなことでも最初に何でも知っている、けれど、説明は必ず上医からなされるのでした。

私は由香ちゃんの顔を覗き込みました。すやすやと眠っているこの子の体の中に、がんのかたまりがあるなどとはとても思えません。それも、もはや治療手段のない再発腫瘍です。数ヵ月前まではふっくらと丸かった顔も、成長に伴って今では少し面長になっています。病気さえなければ、由香ちゃんは普通の赤ちゃんとしてごく自然に発育しているのです。そう思うと私はいたたまれない気持ちになりました。

その後、由香ちゃんの容態はあっという間に悪化しました。見る見るうちにお腹が張っていきます。そしてある日、由香ちゃんは朝からおしっこをまったくしなくなりました。病室に超音波装置が持ち込まれました。腎臓を見ると、腎臓が尿で腫れている水腎症の状態になっていました。腫瘍が大きくなって尿管を圧迫し、腎臓から膀胱への尿の流れがせき止められてしまったのです。放置できません。尿が出なければ、人間は生命を維持できません。緊急手術はB先生が行いました。腰の皮膚を切り筋肉を切開して腎臓を露出すると、腎臓の中の腎盂《じんう》と呼ばれる尿が溜まる部分を切開し、皮膚に縫いつける手術を行いました。左右の腎臓とも、皮膚に開けた穴から直接、尿が流れ出るようにしたのです。由香ちゃんのお腹には3つの袋がつきました。人工肛門の袋と、左右の尿の出る皮膚の穴の袋です。

これ以降、由香ちゃんにしてあげられることは、私たちにはもはや何も残っていませんでした。痛みのコントロールは、がんの終末医療において極めて重要な意味を持ちます。私たちの病棟でもその当時から、麻酔科の専門の医師に回診に来てもらって疼痛《とうつう》コントロールを行っていました。モルヒネやフェンタニル（合成麻薬）を積極的に使っていたのですが、生後10ヵ月の由香ちゃんには疼痛コントロールはうまく行うことはできませんでした。腫瘍は胸を突き上げるように大きくなっていき、由香ちゃんはまったくミルクを飲めない状態になりました。一日中、不機嫌に泣き続け、そして時々、甲高い泣き声を上げます。

そんなある日、私が由香ちゃんの部屋に行くと、由香ちゃんは自分の指を噛《か》んでいました。指には血がにじんでいます。おそらく痛みを紛らわそうと自分の指を噛んだのでしょう。私は自分が責められているような気持ちになりました。

（ごめん、由香ちゃん）

私は心の中で謝りました。由香ちゃんの闘病は5ヵ月で終わりました。抗がん剤がまったく効かず、尿が出なくなるほどの巨大な横紋筋肉腫。私はそれから11年後、由香ちゃんとそっくりな症状の子どもに出会うことになります。

3 北国から来た子

純君の右足

病棟業務にもすっかり慣れて、仕事の配分を自分なりに調整できるようになった秋の終わりの頃に、私は純君（12歳・仮名）に出会いました。

その日の夕方、病棟の仕事を終えて1階の医師室へ向かう途中、小児外科の外来にぽつんと母子が座っていました。上品な装いのお母さんと坊主刈りの丸顔の男の子です。こんな時間に急患として来院したのでしょうか。診察室を覗くとC先生が手紙を読んでいます。それは、ある病院からの紹介状でした。

純君は半年ほど前、野球をやっている時に右足の甲に痛みを感じました。見ると少し赤く腫れていましたが、強い痛みではなかったのでそのまま放置していたそうです。ところが腫れはなかなか引かず、異物ができているように見えてきました。いつの間にか、皮膚の下に2㎝くらいのしこりを触れるようになります。総合病院の外科を受診したところ、細胞診を行うことになりました。しこりを針で刺して中身を吸引して、その細胞が正常か異常かを顕微鏡でチェックする検査です。結果は良性でした。ところがその後、再びしこりが大きくなりました。純君は大学病院の外科に紹介され入院となり、今度は全身麻酔でしこりの切除を受けました。結果は、ご両親にはとても信じられないものでした。小児がんだというのです。正確な病理診断名は「未分化神経外胚葉性腫瘍」でした。もちろん聞いたことのない病名です。

純君は術後に大量の化学療法を受けました。また、腫瘍があった足の甲に大量の放射線治療が行われました。元はと言えば、わずか2㎝くらいの皮下腫瘍です。これだけの治療をすれば必ず治るだろうとみんなが考えていた矢先に腫瘍が再発したのでした。純君のご両親は懸命になって小児固形がんに関する情報を集めました。この頃は、インターネットのない時代です。いろいろな手を尽くした結果にたどりついた一つの答えが、私たちの病棟で治療を受けることでした。純君のご両親は主治医にお願いして、紹介状やX線フィルムなどの資料をすべて揃えてもらったのです。そしてご家族は北国の自宅を発ち、ついさっき千葉大学病院に到着して、その足で時間外に小児外科を受診したのでした。

日本全国の中から私たちの病棟を選んでもらったことに対して、私は誇らしい気持ちになりました。同時にこの母子の気持ちにどんなことがあっても応えてあげたいと強い気持ちが湧いてきました。ただ、それ以前の問題として、私は純君の病名をこれまでに聞いたことがありませんでした。

「先生、未分化神経外胚葉性腫瘍っていうのは……」

　私はC先生に尋ねました。

「皮下の末梢神経から出てきた悪性腫瘍だよ。ユーイング肉腫と同じ病気だっていう病理の先生の意見が最近は多いね」

「……予後はどうなんですか？」

「神経芽腫よりも悪いかもしれないね。治療方法が確立していないから。それにこの子は再発だからなあ。カルテ、まとめるから診察して」

　私は純君とお母さんにご挨拶して、純君を診察することにしました。廊下の薄暗がりで分からなかったのですが、近くで見てみると純君は坊主刈りなのではなくて、抗がん剤で脱毛していたのです。診察台に横になってもらい、純君の右足の甲を診ると、３㎝くらいの手術の跡があります。放射線を浴びたせいでしょうか、そこの部分の皮膚は黒ずんでいます。そしてそこに再発した腫瘍があるというのですが、私には正直よく分かりませんでした。

「ここがまた膨らんできたの？」

　私は純君に尋ねました。

「そう。前はもっと平らだったんだけど、少し膨らんでるでしょ？」

　純君と視線が合いました。丸い顔につぶらな目があり、澄んだ瞳の柔らかい視線でした。

「う、うん。そうかな」

「そうだよ、少し膨らんでるよ」

言われてみれば手術の傷跡がなんとなく盛り上がっているような感じですが、手術創の瘢痕《はんこん》のような気もします。

「ちょっとなんですけど、大きくなってしまって」

お母さんがつけ加えました。

私は再発と聞いて勝手にかなり大きな腫瘍を想像していたので、純君の現状を把握して少し安堵しました。また、同時に拍子抜けしたような気持ちにもなり、必ずこの子は治ると自分に言い聞かせました。診察が終わると、純君はその日のうちに入院となりました。

拡大手術

入院後、私は急速に純君と仲よくなりました。純君には闘病の陰というものがありませんでした。真っすぐな明るい子です。年齢も12歳なので回診のたびに会話が弾みます。私が当直明けの時などは、回診の際に素早くそれを見抜き、「先生、寝不足でしょ?」などと声をかけてきます。幼稚園舎のような病棟の中にあって、純君だけが大人という感じでした。

また、入院後の血液検査やCT、MRI（磁気共鳴画像）などの検査で、点滴・採血を矢継ぎ早に行いましたが、私はすべて1回で純君の血管をとらえました。純君はすでに長期間闘病をしていますからほとんどの血管がつぶれていて、前の病院では採血や点滴のたびに何度も針を刺されていたのです。話もよく合うし、針刺しも痛くないし、私は純君にはよい医者だったのです。

純君に対する治療は化学療法から始まりました。これまでに行われてきた抗がん剤治療の内容を踏まえて、純君には神経芽腫で用いられる4種類の抗がん剤が投与されました。小さなお子さんに比べて年長児では、抗がん剤による嘔吐は大変強く現れる傾向にあります。純君は、身をよじるような激しい嘔吐に耐えて、化学療法をがんばり続けました。しかし2コースの化学療法が終わった時点で、足の甲の腫瘍にはまったく変化が見られませんでした。

私たちは整形外科の腫瘍チームに協力を求め、純君の手術について合同会議を開きました。整形外科の判断は、化学療法に深入りしないで早めに手術をすべきというものでした。手術を行うことに関しては小児外科の方も異論はありません。問題はどの程度の範囲の手術が必要かということです。整形外科の医師たちは、腫瘍が骨膜にまで進んでいるか否かにこだわりました。もしそうであれば、拡大手術が必要と言います。そこで、足の甲のX線CTを、できる限り細かい間隔で連続撮影しようということになりました。CT撮影は私の仕事です。私は、2㎜スライスの精密な造影CTを撮影しました。2回目の会議では全員がこのCTフィルムに目を凝らしました。しかし結論は出ませんでした。腫瘍が骨膜まで浸潤しているかどうかは、このCTでははっきりしなかったのです。

「骨スキャンを撮ろう。骨スキャンなら骨に浸潤してるかどうか分かるでしょ？」

とC先生が提案しました。

骨スキャンとは、骨にがんの転移があるかどうか調べる特殊な検査です。この検査では、リン酸化合物に放射性物質をくっつけた薬剤を患者に注射します。その後、トランクケースのような巨大なカメラで患者の全身を撮影していきます。リン酸は全身の骨に取り込まれますから、外からカメラで撮影すると、人間の骨格が画像として浮かび上がります。もし骨にがんの転移や浸潤があると、そこの場所で骨の破壊と再生が起きるため、リン酸はより多くその部位に集積し、周りよりも黒く写ることになります。骨スキャンは、神経芽腫の骨転移を評価するために日常的に行われている検査ですが、C先生はその検査を、純君の局所の骨浸潤の評価に使おうと言うのです。

骨スキャンも私の仕事です。私はなんとかして、骨には浸潤していないということを証明したいと思っていました。私からすると、見ず知らずの整形外科医が突然現れて、いきなり拡大手術が必要だと主張し始めたかのような強い違和感があったからです。

純君のことは自分が一番よく知っていると、私は決めてかかっていました。骨スキャンもただ撮影するだけでは、CTと同じように結論が出ないかもしれない。そう考えた私は骨スキャンにSPECT（スペクト）を組み合わせることにしました。SPECTは当時最新の技術で、骨スキャンで撮影をする際に、カメラが患者の周りを一周してCTのように断面図を撮影するというものでした。私の同級生がこの装置を大学病院の中でいち早く動かしていたので、私は彼に助けを借りて純君にこれを応用しようとしたのです。通常の骨スキャンの画像に加えて、純君の足の甲を3方向から切った断面図が撮影されました。私はその画像を丹念に見て、骨浸潤はないと自分なりに確信しました。私は1週後のカンファレンスを待たずに、数日後の教授回診の時にその画像を教授に「上訴」しました。

「先生、これはSPECTという方法で、骨スキャンの時にカメラを患者の周りに一周させて断面図を撮ったものです。この検査のために余分な薬は注射していませんし、患者も寝ている時間が20分程度長くなるだけで負担はありません」

教授は回診が終わって、洗った手を拭いている時でした。いきなり1年目の研修医から画像フィルムを突きつけられて、一瞬面食らったような表情になりました。しかしすぐに興味を持って画像を見始めました。

「3方向の断面のどこから見ても骨スキャンでの異常集積はありません。腫瘍は骨膜には行っていないと思います」

「お。そうか、そうか、分かった」

教授は満足そうにうなずきました。

1週後、医局のホワイトボードに翌週の手術予定が書き出されていました。純君の名前があります。術者は整形外科の医師でした。術式は、下腿《かたい》（膝関節）切断術となっていました。やはり拡大手術だったのです。

私は釈然としない気持ちでした。本当に膝から下を切断してしまうことが必要なのだろうか。2cm足らずの、わずかに盛り上がっているだけの腫瘤ではないか。私は誰かに抗議したいような気持ちになりました。それと同時に自分の未熟さを恥じました。臨床の世界では経験が何よりも大事です。私がやった検査などは、医学生に毛が生えた程度のものにすぎなかったということを突きつけられた思いでした。1枚の画像よりも、さんざん修羅場をくぐってきた腫瘍専門医の経験と直感に真理があるのです。A教授は、私が見せた画像に納得した訳ではありませんでした。1年目の研修医が工夫をしたという態度に対して感心しただけだったのです。

翌日、純君は整形外科病棟に転棟となりました。純君の後ろ姿を見送りながら、私は未練がましく、足を切断するのはやりすぎではないかと思っていました。しかし、後に私は知ることになります。私は間違っていました。足を切断するだけでは結局、不十分だったのです。

敗北を噛みしめる

純君の手術が終わって、私は整形外科病棟に見舞いに行くタイミングを見計らっていました。手術直後ではまだ痛みがあるだろうから、もうちょっと待とうなどと考えているうちに、純君が私に会いたがっているという話が看護師経由で伝わってきました。私は純君に会いに行くことにしました。ただ一つだけ不安だったのは、足を切断した純君が精神的に落ち込んでいたら、何と言って励ましたらよいのだろうかということでした。小児外科のある母子センターから整形外科病棟がある本館まで、そんなことを思いながら長い廊下を歩いて行きました。

純君の個室のドアをノックして、返事を待ちます。「はい」という返事は間違いなく純君のお母さんの声です。それは、しっかりした力強い声でした。扉を開けると、そこには弾けるような純君母子の笑顔がありました。

「先生！　何でもっと早く来てくれないんだよー！」

純君の明るさに私は心底ほっとしました。

「ごめん、ごめん。純君が痛い、痛いって唸ってるかと思って」

「痛いのは点滴だよ！　整形外科の先生たち、みんな全然駄目なんだよ、何回やっても入んないんだよ」

「そうなんですよ、純ったら、松永先生、呼んでくれって大騒ぎして」

「そうなんですか。本当に呼んでくれればいつでも来たのに」

「ええ、そうなのー。母さんが松永先生は、忙しいからって。じゃ、もう、本当に呼べばよかったよ」

純君は整形外科の先生の点滴の刺し方に悪態をつきながらも、その顔はとてもうれしそうでした。私は何だかくすぐったいような、誇らしいような気分になりました。ここまで患者から頼りにされたことは医者になって初めてかもしれません。その日、私たちは純君の足の手術について何も話しませんでした。誰もがそのことには触れたくないと思っていたのです。

すっかり快復した純君は小児外科病棟に戻って来ました。足を失っても純君の明るさは何一つ変わりませんでした。私たちは化学療法を継続しました。腫瘍を完璧に押さえ込むために術後化学療法を繰り返すのです。

季節は春になり、私は研修医2年目となって小児外科医としての自信をつけていきました。特に、自分の後輩として4人もの新人が入って来ると、自分が1年の間に相当な実力をつけていたことが分かりました。それと同時に、1年前の自分がいかに未熟だったかも理解できました。病棟の雑務をこなすだけではなく、いろいろな手術のやり方も教わるようになり、また同時に新人に病棟業務を教える毎日を過ごしていました。

小児固形がんの化学療法は1ヵ月サイクルで行われます。化学療法が終わって3週もすると副作用からはかなり回復しますので、次の抗がん剤投与の日までの数日の間、子どもたちには外泊してもらいます。純君もそうして1ヵ月ごとの外泊をするようになっていました。

術後化学療法は7コースを終了していました。初夏のある日の夕方、千葉県内の親戚の家に外泊中だった純君のお母さんから小児外科病棟に電話が入りました。純君が胸を苦しがっていると言います。私たちは、外泊を切り上げて病院に戻ってもらうようにお願いしました。小児外科の外来に現れた純君は、確かに苦しそうに呼吸をしていました。私たちは急いで胸のX線を撮影しました。数分後にできあがった写真には、胸の中を占める巨大な腫瘍陰影が写っていました。

翌日のX線CTで、その腫瘍は後腹膜にできたものだと分かりました。横隔膜の上下に、つまり胸とお腹をまたいで広がる巨大な再発腫瘍だったのです。純君は一気に呼吸不全に陥りました。純君は自分の病名を知っていましたから、今の自分がどういう状態にあるかを完全に理解していました。その心細さ、不安、恐れ。純君のそれらの気持ちを想像すると、私は胸がつぶれるような思いでした。お母さんの悲嘆も大変大きなものでした。拡大手術で膝から下を切断し、過酷な化学療法をあれほど繰り返し、その揚げ句が治療不可能な再発です。お母さんは私たちの施設を選んだことを後悔していたかもしれません。

具合が悪くなっていく純君を目の前にして、私は何もできませんでした。純君の心の支えになってあげられるような、人間としての力量は、当時の未熟な私にはまったくなかったのです。私と純君との間の会話もしだいに少なくなり、それにつれて私は「敗北」という言葉を噛みしめました。そして、純君の闘病はちょうど1年で幕を降ろしました。その時、私が自分に決めたことは、純君のことを心に刻んで、一生涯憶えておこうということでした。

2年間の研修医生活が終わった時点で、私は同期卒業の120人と比べてかなり特異な医者になっていることに気づきました。私くらいたくさんの死を見てきた研修医はいないのです。大学病院という場所は、基本的にあまり人は亡くなりません。成人の外科などでは手術が終了すると、患者を紹介先の病院に戻すからです。しかし小児固形がんという病気との闘いの場は大学病院にしかありませんから、子どもが命を落とす場所はここだけです。私は一人一人のお子さんの死をつぶさに見て、そして自分は敗北し続ける医者であると思うようになっていました。

私はもう、子どもの死にうんざりしていました。また、敗北し続ける自分に漠たる不安を感じるようになっていました。医者になって3年目の春、私は一度メスを置いて大学院に進み、神経芽腫のがん遺伝子の研究にのめり込んでいくようになります。

第三章　病棟へ帰れ

1　新しい道

研究者という生き方

私が小児外科医になった1987年の少し前に、神経芽腫の診断と治療に新しい波が起きていました。一つはがん遺伝子の発見です。がん遺伝子とは、がんの進展に関与する悪の遺伝子です。

私たちの体は細胞から成り立っていますが、一つ一つの細胞の中には約2万5000種類の遺伝子が入っていると言われています。そして、その遺伝子は必ずペアになっていて、1種類の遺伝子は2個ずつ存在しています。これは父と母から同じ遺伝子を一つずつ受け取るからです。N-myc（エヌ・ミック）遺伝子は1984年に発見されたがん遺伝子で、神経芽腫の中で恐ろしい役割を果たしています。

一部の神経芽腫では、がん細胞の中で、そのN-myc遺伝子が50個とか100個とか

200個とかに増えてしまうことがあります。「がん遺伝子の増幅」と呼ばれる現象です。N-mycの本来の働きは、未熟な神経細胞をどんどん細胞分裂させることにあります。したがってN-mycが働くと、がん細胞はどんどん分裂します。遺伝子の数が増えるということは、生命の設計図でN-mycのページだけ数十倍にコピーされて増えているようなものです。N-mycの増幅した神経芽腫は大変治療成績が悪く、1984年当時は世界的に見ても、助かるお子さんはほとんどいませんでした。この状況は今日ではかなり改善されていますが、N-mycの増幅した神経芽腫は、N-mycが正常な神経芽腫とは違う病気であると言っていいくらい両者は臨床的な経過が異なるのです。私が大学院に進んだ1989年の時点では、N-mycの遺伝子を解析できる施設は日本で数施設しかありませんでした。いや、小児外科医だけでなく、がんという病気を遺伝子レベルで解明しようとしていた臨床医は当時の日本ではまだまだ少数でした。神経芽腫という病気の本態を明らかにしていくうえで、N-myc遺伝子の解明は避けて通れないと私は思っていました。

もう一つの波は、化学療法の発展です。かつての神経芽腫に対する抗がん剤治療は、2～3種類の抗がん剤を少量使うだけのものでした。遠隔転移のないお子さんには有効でしたが、骨に転移がある病期4のお子さんを助けることはほとんどできませんでした。新しい流れが起きるのは1970年代後半から1980年代初頭です。新しい抗がん剤が開発され、日本では1985年に厚生省（当時）研究班による統一治療プロトコールにまとまっていきます。4剤からなる新しい抗がん剤の組み合わせをA1（エイ・ワン）プロトコールと言います。今日までの間に、いくつものA1プロトコールのバリエーションが生まれていますが、基本的な治療の枠組みはA1プロトコールですでに完成していたと言えます。

この治療方法は画期的でした。それまでは、ほとんど生存の可能性のなかった1歳以上の4期神経芽腫の中から、長期生存者が出るようになったのです。ただし、この当時の患者のQOL（生活の質）は大変に低かったと言わざるを得ません。治療内容が一気に激しさを増して、子どもたちは強烈な副作用に苛《さいな》まれますが、これをサポートするような人的あるいは施設的な仕組みは何もありませんでした。治療は4週ごとの抗がん剤投与が2年くらいの長期に及び、この間の患者と家族の負担は大変に大きかったと言えます。また、残念ながらA1プロトコールを以《もっ》てしても、N－mycが増幅した神経芽腫のお子さんは助けることができませんでした。

そして1990年代になって、造血幹細胞移植（骨髄移植や末梢血幹細胞移植）を併用した大量化学療法が導入されるようになり、治療成績はさらに一段階向上するだけでなく、全治療期間も半分くらいに短縮されました。N－myc増幅症例でも、生存するお子さんが少しずつ見られるようになりました。造血幹細胞移植併用・大量化学療法については後でまた触れます。

私は、千葉大学の分子ウイルス学教室で研究を行っていました。基礎医学の世界は、臨床医学、つまり医療の世界とはまったく別の世界でした。臨床医学の現場では、経験とか直感とか勇気みたいなものが非常に重要になります。また、外科の技術は徒弟制度の人間関係の中で伝わっていきますから、外科医の身分の上下関係は大変厳しいと言えます。この因習は今日でもほとんど変わっていません。私は、その外科の中でも非常に古い体質を持つ医局で育ちましたが、そういった厳しさが割と好きでした。

基礎医学の世界で必要なものは、広範な知識と物を考える力でした。経験とか直感みたいなものよりも、それらははるかに重要でした。インターネットがまだない時代でしたから、私は毎週、大学の図書館に新しく届く生物学関係の主要な雑誌の目次のすべてに目を通しました。医学研究全体を把握することは今も昔も困難で、唯一可能な方法は、すべてのメジャーな雑誌を毎週読破することだけです。私は取り憑かれたように論文を読み、理屈を考え、実験を繰り返しました。

神経芽腫というがん細胞が増殖し、分化し、死んでいく仕組みを、私は遺伝子という言葉を使って少しずつ解いていきました。臨床をやっていた2年の間にはまったく見えなかった世界が一気に開けたような気がしました。神経芽腫という病気がどのような病気なのか、私は自分なりに理解ができたような気がしたのです。そしてこの理解の先に、神経芽腫を克服する道があると考えました。方法は二つあります。基礎医学の世界で理解したことを基盤に神経芽腫の治療を臨床の場で進めていくか、このままメスを捨てて一生研究者として生きていくかです。私はほとんど医者を辞めるつもりになっていました。そんな時に奇妙な患者に出会いました。

2 見たことのない腫瘍

秀君のしこり

秀《しゅう》君（仮名）は生後7ヵ月の男の子で、これまでとても元気に育ってきたそうです。ごろごろと寝返りをうち、両手を離して一人で座ります。脇を支えてあげると笑顔で足をぴょんぴょんします。あまり人見知りはしない子でした。冬のある日、おむつを交換する際に、秀君の陰嚢《いんのう》がおかしな形をしていることにお母さんは気づきました。そっと触ってみますが、秀君は痛くも何ともないようです。翌日、お母さんは秀君を連れて近くの小児科を受診しました。医師は陰嚢を診察すると、右の精巣の他に何かしこりがあることに気づきました。そこで、秀君は私たちの病院に紹介になったのでした。

陰嚢の中にしこりがあれば、私たち小児外科医は普通、陰嚢水腫と呼ばれる自然に治る病気を考えます。ところが診察してみると、このしこりは懐中電灯の光を通しませんでした。つまり中身は水ではないということです。超音波検査をしてみると、充実性のしこり、つまり細胞成分が詰まった腫瘍であることが分かりました。陰嚢内にできる固形腫瘍と言えば横紋筋肉腫の可能性が高いのですが、元気に足をばたばたしている秀君を見て、私たちは誰も悪性腫瘍を疑いませんでした。しかし良性であれ悪性であれ、正しい診断をつける必要があります。秀君はすぐに入院となり、翌日には全身麻酔下に腫瘤が摘出されました。

1週間後に病理診断のレポートが返って来ました。診断は神経芽腫となっていました。私はそれを聞いた時、

（あ、これは横紋筋肉腫の間違いだ）

と思いました。顕微鏡で見ると、神経芽腫と横紋筋肉腫はとても似通《にかよ》っているからです。陰嚢の中に神経芽腫が発生する訳がありませんから、これは横紋筋肉腫を神経芽腫と間違っていると私は思ったのです。私たちは秀君の血液と尿を検査部に提出し、神経芽腫の腫瘍マーカーを調べました。そして、そんなことはあるはずがないと考えつつも病室に超音波装置を持ち込み、副腎を観察することにしました。秀君のお腹に超音波のプローブを当ててみると、その瞬間に診断がついてしまいました。右副腎には5㎝の腫瘍があったのです。

私たちは急に緊迫した雰囲気になって、大急ぎで腹部のX線CTや骨スキャンを撮影し

ました。転移はありません。腫瘍は副腎だけです。いや、正確に言うと副腎と陰嚢内です。数日して明らかになった腫瘍マーカーの結果は確かに神経芽腫を示していました。

検査が続くある日のこと、お母さんが、

「これを見てください」

と言って、秀君の手の甲と背中を示しました。そこには米粒くらいの大きさの皮下腫瘤がありました。この小さなしこりが神経芽腫と関係があるならば、それは皮膚転移です。神経芽腫の皮膚転移は大変珍しいのですが、同時に神経芽腫のある一つの特徴を表す現象でもあります。それは、自然退縮です。

進行神経芽腫の治療成績がこれだけ悪い一方で、自然に治る神経芽腫の存在も以前から知られていました。1歳未満の乳児に見られる特殊（Special ＝スペシャル）な転移性神経芽腫で、病期4Sと言います。神経芽腫・病期4Sでは、原発巣は手術で簡単に摘出できるくらい小さく、転移は肝臓と骨髄と皮膚に限られています。骨に転移しているものは病期4Sに入りません。肝臓への転移は場合によっては、はち切れんばかりに肝臓を大きくして乳児の呼吸状態を悪くさせます。ところが、少量の化学療法や放射線療法を行っていると、ある時から急に退縮してしまうのです。皮膚転移というのは、まさに病期4Sの特徴です。肝転移は、骨転移を伴う普通の病期4でも見られることがありますが、皮膚転移は病期4Sでしか見られません。そして同じ病期4Sでも、皮膚転移がある方がさらに予後がよいとされています。

　私たちは、なぜ秀君の神経芽腫が陰嚢内に転移したのかを考えました。世界中の文献をあたると、神経芽腫が陰嚢内に転移した報告例は世界で2例しかありませんでした。それらの文献を読んでみても、なぜ陰嚢内に腫瘍が転移したかは書かれていませんでした。

　そもそも、なぜ病期4Sが自然に治るのでしょうか。神経芽腫の研究で高名なある先生は、それらは実は転移ではないからだと言っています。赤ちゃんが母親のお腹の中にいる時に、赤ちゃんの背中の方で神経細胞が発生します。細胞は分裂を重ね、数を増やし、体の中を泳いで行き背骨の両側に一列に並びます。この時に、間違って肝臓や骨髄や皮膚に神経細胞が迷い込んで到達し、そこでどんどん大きくなったものが病期4Sと考えるのです。つまり、原発巣があちらこちらに多数あって、それらは時期が来れば勝手に分裂を停止し、自然消滅するという仮説です。

　では、秀君の陰嚢内の腫瘍は、神経細胞が誤って陰嚢の中に迷い込んだ結果なのでしょうか？　私たちは病理組織をもう一度、見直しました。すると陰嚢の中に、迷い込んで来た副腎組織が見つかったのです。陰嚢の中に本来は存在しないはずの副腎が存在していて、秀君の神経芽腫はここから発生していたのでした。

　すると、秀君は病期4Sと考えてよさそうです。皮膚転移もあるし、助かる可能性はかなり高いかもしれません。私たちは予後に関して楽観的な気持ちになりました。それから

1週後、副腎腫瘍の摘出術が行われました。リンパ節転移もなく、腫瘍はあっさりと摘出されました。

私は、摘出された副腎腫瘍から遺伝子を抽出し、N－myc遺伝子が正常なのかそれとも増幅しているのかの解析を始めました。もちろん、正常に違いないと予測していました。

遺伝子増幅

秀君には術後、2種類の抗がん剤からなる比較的軽い化学療法が開始されていました。A1プロトコールに比べれば骨髄抑制はほとんどないと言ってよいほどの治療です。それでも抗がん剤を投与していることには変わりませんから、秀君のミルクの飲みは極端に減っていました。そんなある日、遺伝子解析の結果が出ました。意外にも、N－myc遺伝子は25倍に増幅していたのです。

カンファレンスで私がその結果を報告すると、会議は冷ややかな雰囲気になりました。まず、私の実験結果が本当に正しいのかといくつも質問が出ました。その当時、日本では1歳未満の神経芽腫でN－mycの増幅例はまったく報告されていませんでしたし、秀君は治る可能性の高いとされる病期4Sです。仮に私の実験結果が正しいとしても、N－myc増幅という結果は当てにならない、つまり予後は悪くないのではないかというのがみんなの感想でした。もちろん私には反論する根拠も経験もありませんでした。

その日、カンファレンスが終わると私は病棟に上がり、秀君の部屋へ行きました。お母さんとしばらく雑談をしましたが、N－myc遺伝子が増幅していることを伝えるのは差し控えました。これは上医の役割です。秀君は人見知りもせず、ベッド上で両足を盛んにキックして、来客の私を歓迎してくれます。私は心の中で、

（赤ちゃんでN－myc遺伝子が増幅しているなんて、秀君、君が日本で初めてなんだよ）

と声をかけました。

自分の遺伝子診断が外れることを期待して、私は毎日、実験が終了する夕方以降はできる限り病棟に行って秀君を見守るようにしました。

化学療法が終わって10日ほど経ちました。抗がん剤の効果が最もよく出るころです。その日の午後8時の回診に私も参加していました。私たちが秀君の個室に入るとお母さんが慌てた様子で、

「先生、何かあります！」

そう言って秀君のおむつを開けました。見ると右の陰嚢の中に腫瘤があります。明らかに精巣とは別に、摘出したはずの陰嚢内腫瘤がそこにありました。私たちは判断が停止してしまいました。現在、抗がん剤を使っているのです。その最中に再発したのでしょうか。

私の先輩の医師が言います。

「お母さん、これは血腫かもしれない。つまり血のかたまり。手術の後で、出血した血液

が固まってできることがあるんですよ。ちょっと、このまま様子を見ましょう」

しかし、お母さんは非常に心配そうな表情になりました。

その後、私は連日、研究室から秀君の個室へ通いました。お母さんの顔つきが日ごとに曇っていきます。

「どうですか?」

「先生、見てください」

おむつを開けると、さらに腫瘤が大きくなっています。血腫であれば、時間とともに吸収されて小さくなっていくはずです。これはもう再発以外考えられません。

「他の先生たちは何て?」

「はっきりしないけど、多分、再発だって……」

「もう1回手術して確かめないと分からないかもね」

「抗がん剤を使っているのに再発するってあるんですか?」

「普通はないけど……」

私は心の中で、普通はないけど、N-myc遺伝子が増幅している場合ならあり得ることなのだろうかと思いました。

「先生、痛いのは嫌です。この子を苦しめないでください。いろんなつらい治療をしてこの子に痛い思いをさせないでください」

「え？　お母さん、治さなくちゃいけないんだから、治療をしないと……」

再発と聞いただけでお母さんは秀君が治らないと決め込んでしまったのだろうかと、私は少し驚きました。まさかこんなに早く諦めてしまったのかと、お母さんの真意を計りかねました。現在行っている化学療法はまったく効いていませんから、次回からはA1プロトコールに変更されるはずです。私にはそのことを伝える権限はありませんでしたから、それ以上は何も言えませんでした。

抗がん剤の副作用からの回復を待って、陰嚢内腫瘤の摘出術が行われました。病理検査の結果、やはり神経芽腫の再発でした。術後の抗がん剤は当然、A1プロトコールに変更されました。ところが、今度も抗がん剤はまったく効きませんでした。まるで化学療法を何もやっていないかのような勢いで、腫瘍が再発し始めたのです。秀君の頬が膨らみ始めたのが最初です。X線CTを撮影すると、骨に腫瘤を作っています。下肢のMRIを撮影すると、骨髄に転移が現れていました。そしてお腹が張り始めました。肝臓に転移したのです。

肝臓の転移は一気に増殖しました。私たちは、お腹の張りを取る目的で肝臓に放射線を当てました。しかしこれも、まるで何もやっていないかのような勢いで腫瘍は増大しました。

秀君はあっという間に末期の状態に追い込まれました。お母さんの直感は正しかったのです。私は可能な限り病室へ足を運ぶのですが、お母さんにどんな言葉をかければよいのか分かりませんでした。秀君の機嫌は日ごとに悪くなっていきます。ばたばたと動かす足が、お腹の痛みに対する苛立《いらだ》ちを表しているかのようでした。

科学は誰のものか

科学というものが誰のためにあるのか、私はもう一度考え直しました。小児外科のA教授は、サイエンスとは一人の科学者の作業ではなく、大勢の科学者たちがレンガを一枚ずつ積み上げて高い塀を打ち立てるような作業だと言います。ある一人の科学者の発見は、ともすると何の役にも立たないように見えることがあります。けれどもその後で、誰かが必ずその上にレンガを重ねてくれて前の研究が生き、そして科学は前進すると言うのです。私はその言葉に非常に感銘を受けました。しかし、現実のサイエンスはもっとどろどろとした科学者の情念みたいなものが渦巻いているような気がします。世界には、がんの研究をしている科学者が星の数ほどいますが、彼らは必ずしも医者ではありません。つまり、がんの患者を一人も見たことのないがん研究者などいくらでもいるのです。では、そういった科学者たちのモチベーションはどこから来るのでしょうか？

一つには未知なるものを解き明かしたいという知的好奇心があるでしょう。こういったロマンというものは、科学者が生涯抱くものであろうことは否定しませんが、研究の駆動力としてはそれほど強くないのではないでしょうか。では、名誉でしょうか。これは大いにありえます。

基礎医学の世界で私は、さまざまな研究者たちに出会いました。世界的に一流と評判の科学者にも出会いました。しかし、がんの患者を一人も見たことがないのにもかかわらず、がんとは何かを語り、生命の真実をすべて分かっているかのような研究者に私は違和感を覚えました。手術で摘出した組織を使って研究を行う科学者たちは、患者の顔も名前も知りません。研究所には腫瘍標本が冷凍保存されており、彼らはその標本を使用することを当たり前だと思っています。けれども、その５㎜ほどの腫瘍のかけらを外科医が採取するのにはどれほどのリスクがあって、ご家族はどれほど不安な気持ちで手術が終わるのを待ったのかを、彼らは知らないのです。

私は、若い生命科学者はトレーニングの初期段階にがん病棟を見るべきであると思いました。小児病棟で壮絶な闘いを続けている子どもたちの姿、子どもたちを支える母親たちの姿を見れば、サイエンスは誰のためにあり、何をすべきか分かるはずです。自分の名誉も地位も、自分のためにあるのではなく、がんと闘っている子どもたちのためにあるのではないか。そこまで考え及んで初めて、私は自分の馬鹿さ加減に気がつきました。

自分こそ病棟に帰るべきだ。今まで自分が見てきた子どもたちの死を、サイエンスの中に埋めて消し去ってしまうつもりなのか？　私は自問自答を続けました。

秀君の残り時間は少なくなっていました。1歳の誕生日を病棟で過ごし、季節は梅雨になっていました。ある日曜日の朝、私は病棟に顔を出し、C先生の回診について秀君の部屋に入りました。秀君は鎮痛剤がよく効いて眠っています。呼吸は浅く速い。毛布に覆われた秀君のお腹は、バスケットボールが隠れているかのように盛り上がっています。ベッドサイドにはお父さんとお母さんが静かな表情で座っていました。私たちは数分間その部屋にいましたが、たいした会話も交わさないまま退出しました。

私はもう、研修医1年目だったころとは違います。今日で秀君とお別れになることを理解し、覚悟しました。回診が終わっても私は自宅へ帰らず、ずっと病院に残っていました。

夕方になって、医局にいた私とC先生は病棟から看護師に電話で呼ばれました。秀君が呼吸停止です。私たちは3階まで一気に階段を駆け上がって、秀君のいる306号室に飛び込みました。

秀君は下顎を少し動かしながら、小さな呼気を何度か漏らしました。やがて呼吸が止まりました。心電図に目をやると、心臓の波形が一つだけ流れて、そして平坦になりました。

病室は静かになりました。

お父さんは靴を脱いで、ベッドに上がると、秀君に覆いかぶさり、マウス・ツー・マウスで人工呼吸を始めました。

C先生はお父さんの背中をとんとんと優しく叩きました。お父さんが振り返ると、C先生は二度、横に首を振りました。

私は病棟に帰る決意を固めました。

私は研修医の2年間と大学院の4年間、合計6年間を大学で過ごしました。この間、小児がんのお子さんを83人診ました。そして、そのうち24人のお子さんがこの世を旅立って行きました。

私はこの後、3年にわたって医局人事で出張となり、小児外科医として大学の関連病院でメスをふるいました。M市、N市、C市の病院で働き、500人以上のお子さんに手術をしました。小児がんのお子さんにも何人か出会い、自分の手で腫瘍を摘出し、抗がん剤を投与して治癒に導きました。

その中の一人、麻衣ちゃんの闘病は私にとって強く記憶に残っています。この子を治療することによって、私は病棟へ戻ったことの意味を自分なりに深く感じ取ることができたからです。

3 一人での治療

麻衣ちゃんとの出会い

1994年9月8日、私はN市立病院の小児外科外来で診療を行っていました。その頃の私は、小児外科の医長に着任して半年近くが経っており、小児外科医が自分一人しかいない多忙な生活にようやく慣れてきていました。その日の外来診察で一番最後に診たお子さんが麻衣ちゃんでした。

彼女は11歳、小学5年生でした。目のくりくりした髪の長い愛らしい女の子です。ちょっとはにかんだようで、同時に少し緊張気味の笑顔には、子どもらしい明るさとか暖かさが感じられました。お母さんのお話を伺うと、最近になって急に麻衣ちゃんのお腹が腫れてきたと言います。私は軽い気持ちで、麻衣ちゃんに診察台に横になってもらいました。

麻衣ちゃんの下腹部は大きく膨らんでいて、触ってみると硬いしこりがあります。私は急に緊張して息が詰まりそうになりました。

「ちょっとお腹の中を覗いてみましょう」

そう言って私は、診察台の横に設置してある超音波装置の電源を入れました。麻衣ちゃんの下腹部にそっとプローブを押し当ててみると、下腹部を占拠する巨大な腫瘤がモニターに映し出されました。最も考えられる病気は、いや、考えなくてはならない病気は、骨盤内臓器か後腹膜から発生した小児がんです。私は、卵巣がんであろうと直感しました。

N市立病院に赴任して小児がんのお子さんに出会うとは私は思っていませんでした。ただ同時にどこかで心の準備をしていたのも事実です。私はN市に来る直前に、小児がんの治療に関する山積みの資料を整理しておいたのです。ただ、実際に自分が治療を行うべきかは大変難しい判断と言えます。ここには、大学病院のように小児外科医が何人もいる訳ではありません。小児がんの治療経験のある医者はこの病院には私一人のはずです。では、S県立こども病院に麻衣ちゃんの治療をお願いするか？　こども病院はここから100km離れています。私は麻衣ちゃんのカルテの表紙にちらっと目をやりました。住所を確認したのです。麻衣ちゃんの住所は、この病院の目の前でした。

（ここだ。この病院で麻衣ちゃんを治してあげなくちゃ駄目だ）

私は心の中でそう言い切りました。後は、お母さんが何と言うかです。麻衣ちゃんには少しの間、外来の廊下に出てもらい、私はお母さんと対峙《たいじ》しました。麻衣ちゃんの病気はほぼ間違いなく小児がんで、長期の入院が必要になることを私は告げました。100％確実に生還できるとは断言できないことも告げました。

凜《りん》とした、という言葉がありますが、お母さんの目がそれでした。お母さんは、驚きとか不安とか恐怖とか、そういった感情をすべて封印するような凜とした眼差しで私の話を聞いていました。こういった眼差しの母親を見たのは後にも先にもこの時だけです。その瞳に見詰められて、私はどんなことがあってもこの子の命を救おうと心に決めました。

入院後、採血をして腫瘍マーカーを提出しました。翌日にはX線CTも撮影しました。腫瘍は骨盤内のほぼすべてを占めていて原発部位がはっきりしませんが、腫瘍マーカーの結果からは未分化胚細胞腫という小児がんが最も考えられます。これは卵巣から発生する小児の卵巣がんです。周囲のリンパ節や肝臓や肺に転移はありません。卵巣原発のがんであるならば、普通は困難なく全摘出が可能です。しかしCTをよく見ると、腫瘍と子宮の境界がはっきりしないことが気にかかります。場合によっては摘出できない可能性も頭を過《よぎ》りましたが、これまでの経験からそれはないだろうと自分に言い聞かせました。

手術は私一人ではできませんので、産婦人科の部長のM先生に手術に入っていただくことをお願いしました。しかし手術の全責任は自分が負うことになります。私は精神を集中して手術に挑みました。

全身麻酔で完全に眠っている麻衣ちゃんの下腹部の白い肌に大きな弧状切開を入れます。出血を素早く止血して、腹直筋を電気メスで切開して腹膜を切り開きます。術野を展開していくと、悪い予感が現実となって姿を現しました。腫瘍は確かに左卵巣から発生しているらしいのですが、それ以上のことは何も分かりません。腫瘍が大きすぎて全体像がつかめない上に、腫瘍が被膜を破って溶け出して子宮を包み込んでしまっているのです。私は半ばぼう然としました。こんな卵巣がんは今までに見たことがありません。産婦人科のM先生は途中で手を止めました。

「どうしますか？　子宮を一緒に取らないと腫瘍の摘出は無理ですよ」

答えは簡単です。子宮の合併切除なんて子どもには絶対に行いません。

「生検だけにしましょう。組織を確認して抗がん剤を使います。薬はきっと効いてくれるはずです。先生、腫瘍が小さくなったらもう一度手術しますから、その時はもう一度手伝ってください」

私は手術を生検だけにとどめてお腹を閉じ、麻衣ちゃんの胸にIVHカテーテルを留置しました。

麻衣ちゃんが麻酔から覚めるまでの少しの間に、手術室の床に座ってこの後の治療計画を私は頭に思い浮かべました。化学療法は3種類の抗がん剤です。これを3回やって腫瘍を小さくし、12月下旬に必ず原発巣を摘出する。お正月は一時退院として家に帰す。術後の化学療法は3回として新学期には学校へ戻す。私自身も4月には千葉のC市に異動することが決まっていますから、絶対にこの治療プランを遂行しようと決意しました。それと同時に、手術で腫瘍を摘出できなかったことに関して、私は少し動揺を覚えていました。自分の見通しが甘かったのではないかとの反省も浮かびました。しかしそれ以上に、何が何でも麻衣ちゃんを治癒に導くのだという強い決意が湧いてきました。自分には頼れる人間はいない。自分がこの手で麻衣ちゃんを助けるのだと、私は自分の意志を確認しました。

　手術が終わって数日後、麻衣ちゃんとご両親に、抗がん剤治療によって髪の毛が抜けること、嘔吐し、熱が出て、輸血を含めた全身管理が必要になるということを時間をかけて説明しました。腫瘍が摘出できなかったことには、ご両親はほとんど動じていませんでした。

　麻衣ちゃんは抗がん剤治療に、挑むように立ち向かいました。私は麻衣ちゃんの髪の毛が抜けることを何とか食い止めたいと思い、化学療法中に頭皮を冷却して頭皮へ流れる抗がん剤の血行を少しでも悪くするような工夫もしてみました。そんなことはこれまで一度もしたことはなかったのですが、文献を読んで研究し、少しでも脱毛が防げればと思ったのです。しかし残念ながら効果はまったくありませんでした。もっとも麻衣ちゃんは、私の予想に反してあまり落ち込んだ素振りは見せませんでしたが。

　化学療法が終了するごとにCTを撮影して腫瘍の大きさを確認します。抗がん剤の効果は顕著で、腫瘍はどんどん小さくなっていきます。血液検査の腫瘍マーカーもぐんぐん下がってほぼ正常の値です。予定の3回の治療が終わり、今度こそは腫瘍摘出は可能と考えて、クリスマスイブの2日前、私はもう一度、麻衣ちゃんのお腹を開けました。

　腫瘍は左卵巣にとどまっていましたが、やはり子宮・直腸との間に癒着があります。しかし腫瘍が子宮を覆っていた前回とは状況が違います。膀胱・S状結腸との間は簡単に剝がれます。腫瘍を子宮・直腸との間から完全に剝離して、左卵巣腫瘍と左卵管を摘出しました。完全摘出です。麻衣ちゃんはがんから解放されたのです。

術後は予定通り3回の化学療法を行いました。体内に残っているかもしれない目に見えないがん細胞を完璧に消滅させるためです。そして麻衣ちゃんは元気に退院の日を迎えました。生検にとどめた前年の9月のあの日、まさに手術室で考えた通りの治療でした。100km離れた病院に麻衣ちゃんを送らないで本当によかったと、私は心から安堵しました。

退院の日の朝、受け持ち看護師が、「麻衣ちゃん、よかったね」と言って涙を浮かべました。お母さんの凜とした瞳からも涙が落ちました。麻衣ちゃんは泣き笑いの表情でした。退院できるのはうれしいのだけれども、みんなとお別れするのはとても寂しいのだそうです。

麻衣ちゃん親子とはここで一度お別れですが、またいつの日か必ず再会する日があるだろうと、なぜか私はそう確信していました。

長女誕生

この経験は私に大きな自信をもたらしました。

その年、私は妻を迎え家庭を持ち、その後C市での1年間の勤務を経て、1996年の春に大学病院に戻りました。同年の冬、私たちは長女を授かりました。妻は子宮機能が弱く、満期まで赤ちゃんを保つことができない体でした。2000gで出生した長女に酸素をかがせながら、私は、産院からこども病院の新生児集中治療室まで我が子を救急車で運びました。「子どもが苦手」と言って始まった医師生活でしたが、私は、子どもの愛くるしい魅力や無限の可能性の素晴らしさをしだいに理解するようになっていました。そしてその感覚は、我が子を見た時に最高潮に達しました。自分の子、それはこの世に一つです。この想いは、その後の小児がんとの闘いの中で、私の医師としての姿勢に大きな影響を与えたと思います。

私は娘に春瑠《はるる》と名づけました。冬に生まれた未熟児の我が子に、春の弾むような心地よさが早く訪れて欲しいと願ったからです。

1996年の春以降、私の小児外科医としての人生はすべて大学病院にありました。小児固形がんの治療を自分のライフワークと定め、小児外科の腫瘍グループのリーダーとなって、臨床・研究・教育に邁進《まいしん》していくことになります。しかしその頃の私はまだ、人間の持つ悲哀や怒りや恐怖の深淵《しんえん》を、本当の意味で覗いていませんでした。自分の人生観や生き方を根底から揺さぶられるような患者との出会いは、1998年の秋でした。

第四章　普通とは違う道

1 心臓が止まる

夏美ちゃんの変調

夏美ちゃん（7歳）の愛称は〝なっちゃん〟でした。黒髪に黒い瞳がはっきりした、明るく元気な女の子です。1998年の秋のある日、夏美ちゃんは左足に痛みを感じました。痺《しび》れるような痛みが左の太ももから足先に向かって走ります。そんな状態が何日か続いた後、腹痛がやってきました。重いだるい痛みです。さらに、尿の出方が変になりました。一度にちゃんと全部の尿が出ません。夏美ちゃんは1日に何度もトイレに行きました。ご両親はこれはおかしいと思い、翌日夏美ちゃんを連れて病院に行くことに決めました。翌朝、夏美ちゃんは排尿できないと言い出しました。お腹の痛みも増しています。ご両親は大急ぎで総合病院の小児科を受診しました。診察した医師は、夏美ちゃんの下腹部が張っていることに気づきましたが、なぜ、尿が出せないのか理由が分かりません。そこで医師は夏美ちゃんの全身状態を把握するために緊急で血液検査をしました。1時間しないうちに返ってきた血液検査の結果は、信じがたい内容でした。腎臓の機能を表す数字が極端に悪くなっています。そして、血液中のカリウムの数字が極端に上昇していました。

腎不全です。腎臓で作った尿を腎臓から出すことができないために、腎臓の働きが止まってしまっているのです。腎臓は、血液中の老廃物を尿として捨てる役目を持ちますから、腎臓が働かなくなれば、毒性物質が体内に蓄積します。その結果としてカリウムが上昇しているのです。

その病院から、私たちの大学病院の小児科へ入院の依頼が来ました。小児科の医師たちは入院の受け入れ態勢をとって、私たち小児外科へ相談に見えました。両科の医師が数人ずつ集まり、腹痛と尿閉、そして腎不全になる疾患とは一体なんだろうかという議論になりました。小児科の医師たちは外科的な疾患ではないかと言います。私は言いました。

「ICU（集中治療室）に連絡して血液透析の準備をしようよ。ゆっくりやってたら、心臓、止まるよ」

夏美ちゃんを乗せた救急車が大学病院に到着すると、夏美ちゃんはストレッチャーに乗せ替えられて、そのまま走り込むようにICUに搬入となりました。まず第一にモニターです。重症患者に対して行う最初の処置は、モニター監視が大原則です。心電図と経皮酸素モニターが夏美ちゃんに取りつけられ、同時に小児科の医師が点滴を入れます。もちろん、カリウムの入っていない点滴です。ベッドサイドには、血液中のカリウム濃度を下げる様々な薬剤が何本もすでに用意されています。心電図に波形が出ます。一目見て異常と分かります。高カリウム血症によって心電図に狂いが出ているのです。動脈にもモニター・ラインが入りました。動脈ラインから採血をして、若い研修医が血液分析に走ります。

私たち小児外科医は、なぜ尿閉になっているのかと夏美ちゃんの下腹部に反射的に目をやりました。下腹部はゆるやかに盛り上がっていました。膀胱だろうか。触ってみると、硬い。

私はその瞬間にすべてを理解しました。11年前の由香ちゃんと同じです。夏美ちゃんの骨盤の中には巨大な腫瘍があって、それが膀胱と尿管を圧迫して尿が出ない状態になっているのです。左足を痛がっていたという情報もあります。腫瘍は神経も圧迫しているに違いありません。

「カリウム、7・1！」

ICU中に響く声で遠くから研修医が叫びました。血中カリウムの正常値は、3・5から5・5です。7・1だと心臓が止まる危険があります。振り返るとICUの医師団はもうすでに血液透析の準備を始めていました。超音波装置がベッドサイドへ運び込まれました。下腹部は腫瘍で占拠されています。細胞成分がぎっちりと詰まった腫瘍です。そして左右両方の腎臓には尿が溜まり、水腎症の状態になっていました。

緊急手術

私たちは役割を分担して走り出しました。透析の処置やその後の緊急手術の同意をご両親から得る者、輸血部に連絡を取り透析用の血液製剤を用意する者、手術室へ行って緊急手術の交渉をする者。ＩＣＵの医師たちは夏美ちゃんの首に局所麻酔をし、静脈を穿刺して透析用の太いカテーテルを首の血管の中に送り込みました。カテーテルの先端には、脱血用の穴と返血用の穴が開いています。ここから血液を抜いて透析でカリウムを除き、きれいになった血液をカテーテルから体内へ戻すのです。数時間すると、夏美ちゃんの血中カリウム濃度は正常の値に下がりました。この機を逃してはいけません。緊急手術の準備が整えられました。

夏美ちゃんはＩＣＵから手術室へ移されました。全身麻酔がかけられて深い眠りに入っています。執刀は私の後輩のＤ医師によって行われました。下腹部に５㎝くらいの皮膚切開をおき、腹直筋を正中で切開して腹膜を開きます。暗く青い色をした腫瘍の表面が顔を出しました。もちろん、５㎝くらいの小さい傷では腫瘍の全貌を観察することは不可能です。手術の目的はあくまでも生検ですから、腫瘍の一部を採取して病理検査に提出するのです。腫瘍の被膜を切開して腫瘍の断片を小さく切り取り、止血を確実に行ってから夏美ちゃんのお腹を閉じました。

次に夏美ちゃんの左の腰に超音波のプローブをあてがって、水腎症になっている部分をモニターに映し出します。そこを目がけて太い針を突き刺します。そして、その針をガイドに腎盂の中にカテーテルを留置しました。腎盂に溜まった尿はカテーテルを通って流れ出て来ます。カテーテルの手前側には大きな医療用の袋が取りつけられて、1日に排出される尿はこの中に溜まることになります。右の腎臓に対しても同じ処置が取られました。このように尿を誘導する皮膚の穴を「腎瘻《じんろう》」と言います。「瘻」とは医学用語でトンネルのことです。

腎瘻が作られたことで夏美ちゃんは腎不全から解放されました。血中のカリウム濃度も透析なしで安定しています。当面の危機を脱した夏美ちゃんは、小児外科病棟の個室の326号室に移って来ました。病理組織検査の結果も明らかになりました。やはり、由香ちゃんと同じ横紋筋肉腫です。X線CTも撮影されました。夏美ちゃんの骨盤の中は腫瘍で充満していました。どこから発生した腫瘍なのかまったく分かりません。骨盤の中の血管はすべて腫瘍の中に巻き込まれていますから、当然、手術はできません。手術をすれば下半身へ行く血管がなくなってしまいます。膀胱やS状結腸もどういった状態になっているのかほとんど分かりませんでした。もし仮に血管が腫瘍から剝がれたとしても、腫瘍を摘出するためには骨盤内臓全摘術が必要です。夏美ちゃんの腫瘍は、初めて症状を現してからわずか数日で一気に増大し、夏美ちゃんの心臓を止める寸前までに追い込んでいたのです。

この腫瘍は悪性度が非常に高いと考えなければなりません。化学療法を強力に行わないと、とても太刀打ちできないと私は判断しました。横紋筋肉腫に対する標準的な治療は3剤の抗がん剤からなる化学療法ですが、私は、国立がんセンターの先生が提唱した4剤からなる治療プロトコールを選択しました。一刻も早く腫瘍を縮小させて、夏美ちゃんの腎瘻カテーテルを抜かなければなりません。ただでさえ、腎瘻カテーテルは常に感染の危険があります。それを白血球が正常の1／10以下に下がった状態で管理しようというのですから、これは爆弾を抱えて抗がん剤治療をするようなものです。私たちは慎重に化学療法を開始しました。

2 薬が効かない

つらくて痛い闘病

1回目の化学療法は大きな副作用は出ずに終了しました。白血球が低下して高熱が出る日もありましたが、抗生剤の持続点滴ですぐに改善しました。嘔吐や脱毛は夏美ちゃんの精神状態をつらいものにしましたが、それ以上に夏美ちゃんが嫌がっていたのは、腎瘻を固定した絆創膏《ばんそうこう》を週に2回交換することでした。

背中付近の腰のあたりというのは大変に皮膚が敏感な場所です。私たちは接着剤を溶かす液を塗りながら、粘着力の強い絆創膏をゆっくりゆっくり剝がしました。夏美ちゃんは懸命になって痛みに耐えていましたが、それでも時々目に涙が浮かびます。また、腎瘻のカテーテルはかなり硬い素材でできていますので、腰には相当違和感があるはずです。腎瘻は左右両方に留置されていましたから、ベッド上に横たわる時は、仰向け以外の姿勢を取ることができません。夏美ちゃんも付き添いのお母さんも、あまりのＱＯＬ（生活の質）の低さに、日に日に表情が暗くなっていくように見えました。

1回目の化学療法が終了して3週後にＸ線ＣＴを撮影しました。結果は最悪でした。腫瘍は化学療法を始める前よりも大きくなっていたのです。私たちは、化学療法の変更を迫られました。4種類の抗がん剤のうち2剤を残し、新たにもう1種類の抗がん剤を加えました。神経芽腫で用いられるＡ1プロトコールとほとんど同じです。もしこの薬剤で効果がないと、夏美ちゃんの治療は非常に厳しくなります。

ところが、5日間のスケジュールの化学療法の4日目に事故が起きました。夏美ちゃんがベッド上で少し体をひねった時に、腎瘻カテーテルが抜けてしまったのです。腎瘻の穴は、抜けた直後ならばすぐには塞《ふさ》がりません。けれども、急いでカテーテルを皮膚の穴から挿入しようと試みるのですが、どうしても腎臓の中に入っていきません。夏美ちゃんは痛がるばかりです。私は、これは全身麻酔をかけて入れるしかないと考えて、その日の夕方から夏美ちゃんは緊急手術となりました。

化学療法を施行中のお子さんに全身麻酔をかけるのには不安がありましたが、これは致し方ありません。前回と同じように超音波で水腎症の場所をモニターに映し出します。そこを目がけて針を突き刺し、カテーテルをどうにか留置することができました。

翌日には化学療法を再開しました。最終日の抗がん剤の投与が終わって、夏美ちゃんは2回目の化学療法が終了したことになります。しかし今度の副作用は強く出ました。連日、40度を超える発熱となり、尿の中からは緑膿菌《りょくのうきん》というたちの悪い菌が検出されました。抗生剤を点滴してもなかなか熱は下がりません。抗生剤を2剤、3剤と追加していくのですが、発熱と共に連日血小板が極端に低下していきます。輸血も頻繁に行いました。

白血球が元の値に回復しても熱は一向に下がりません。緑膿菌は血液の中からも検出されました。敗血症です。腎瘻カテーテルに緑膿菌がついてしまい、さらにそこから血液の中に菌が入ってIVHカテーテルに付着してしまったのです。夏美ちゃんに対して再度、緊急手術を行い、IVHカテーテルと腎瘻カテーテルを新しいものに入れ替えました。これにより、ようやく熱が下がりました。

その後に撮影したCTで腫瘍はやや縮小していました。私はそのX線フィルムを持ってご両親と面談しました。

八方塞がり

「夏美ちゃんのＣＴですが、今回は少し腫瘍が小さくなっています」

「じゃあ、手術はどうでしょうか？」

　お父さんが質問してきます。

「残念ながら、そういったレベルではありません。入院の頃と比べてやや小さくなった程度です。これを見比べてください」

「ええ、確かに小さくなっていますね。今回は効いたんですね」

「でも正直言うと、このくらいの効果では効いたうちに入らないんです。横紋筋肉腫でも他の小児がんでも、効く場合は１回の化学療法で体積が30％くらいの小ささになってしまうんです」

「では、また化学療法を変えるんですか？」

　お父さんは落胆したように言いました。

「いや、もうこれ以外の効果のある抗がん剤はありません。このまま同じ抗がん剤で押していって、もし摘出できるくらい小さくなったら取りにいきます」

「しかし、先生。先生の考えでは、この抗がん剤はあまり効いていないということですよね？」

　私は説明が苦しくなってきました。

「これしかないんですよ。横紋筋肉腫の治療の世界標準は3種類の抗がん剤です。夏美ちゃんはその3種類に加えてさらに2種類の抗がん剤を使っています。今はこのまま押していきましょう」

「でも先生、他にも何か方法があるはずです。放射線治療はどうなんですか？」

「腫瘍が大きすぎます。常識的には照射できません。腫瘍の周りの正常組織がすべて被曝してしまいます」

「先生、他に効く抗がん剤はないんですか？　次回、うまくいかなかったらどうするか、考えておいてください」

「……分かりました」

その時、お母さんが小さな声で口を開きました。

「あのう、やっぱり、手術はできないんでしょうか？」

「……できません。前にも言いましたけど、腫瘍と血管の位置関係を見てください。ほら、大動脈から分かれた左右の太い血管が腫瘍の中に入っちゃってるでしょ？　この状態で腫瘍を取るということは、下半身に行く血管を切断しちゃうということです」

お父さんが口をはさみます。

「次の化学療法で血管と腫瘍が離れれば、手術の可能性があるということですか」

私は少し考えました。

「それは最低限の条件です。血管が残せても、腫瘍が大きい限りは骨盤内臓全摘術になってしまうかもしれません」

「内臓全摘？」

「直腸も膀胱も取って、人工肛門と人工膀胱になってしまうということです」

お父さんは、私の言葉を聞いてもひるみませんでした。

「では、その場合は、内臓全摘という形で腫瘍を取ってくれるんですね？」

「いや、それは……。あのですね、小児がんっていうのは取るだけじゃ治らないんですよ。抗がん剤が効かないと、最終的には助からないんです。無理して骨盤内臓全摘をして腫瘍を取るようなケースでは、必ず局所再発します。外科医に対して、取れるか？　取れないか？　っていう技術的な議論をすれば、それは取れるかもしれない。でもそれって意味がないんです」

私たちの会話には終わりがありませんでした。同じ問題点を角度を変えながら、何度も何度も納得がいくまで話し合いました。その日も1時間をかけて面談を終了しました。

3回目の化学療法が始まりました。今回も同じように連日熱が出ます。小児科感染症グループと緊密に連絡を取りながら抗生剤の種類を変更しますが、簡単に熱は下がりません。

その後、白血球が正常値に回復すると発熱はどうにかおさまりましたが、尿からは緑膿菌がまたも検出されました。腎瘻の入れ替えは、夏美ちゃんに少しでも痛みを与えないようにと、今回も全身麻酔下に行いました。

夏美ちゃんの全身状態が落ち着いてからCTを撮影したところ、今度もまた、やや腫瘍が縮小していました。しかしそれは、本当にやや縮小しただけなのです。その日のご両親との面談も長くなりました。手術についても話し合いがもたれましたが、私たちの結論はこのまま化学療法を続けるというものでした。

4回目の化学療法でもこれまでと同じように夏美ちゃんは連日発熱に苦しめられました。何種類もの抗生剤を使うのもこれまでと同じです。しかし前回までと異なったのは、CTでの腫瘍の大きさが少しも変わらなかったことです。カンファレンスは重苦しい雰囲気になりました。次回の5回目の化学療法が最後の機会です。ここで腫瘍がびくともしなければ、骨盤内臓全摘術の可能性もカンファレンスで提案しようかと私は考えました。しかしこれはお父さんに述べたように、明らかに間違った考え方です。私は自分の考えを否定しました。

5回目の化学療法が始まりました。今回も夏美ちゃんは熱に苦しみます。そして夏美ちゃんは初めての訴えをしました。右足が痛いと言うのです。回診で私は夏美ちゃんの診察をしました。

(腫瘍が大きくなってる……)

下腹部の腫瘍が増大して直腸を圧迫しているのでしょう。上腹部の消化管にも空気が溜まっています。そして右足の痛みは明らかに神経の圧迫症状でした。私は、疼痛緩和の専門医である麻酔科のT先生に連絡を取りました。消炎鎮痛剤と少量の麻酔剤、さらにモルヒネの持続点滴がT先生の指示で開始されました。

最後の手段

千葉市にある放射線医学総合研究所に私は足を運びました。重粒子線治療の専門医であるH先生に夏美ちゃんの治療をお願いしに行ったのです。重粒子線治療とは、通常のX線治療とは異なり炭素イオンを用いて、これを光速に近い速さで加速し腫瘍に当てるという放射線療法です。腫瘍に対する効果が通常の放射線療法よりも強いだけでなく、正常組織にはほとんど当たらず、ピンポイントで治療ができるという特徴があります。しかしこれは、治療のすべての可能性の升目《ますめ》を埋めておくという作業にすぎないということを私は分かっていました。H先生には親身になって相談に乗っていただきましたが、結論はやはり不可能ということでした。腫瘍が大きいために、腫瘍に接する消化管が長い範囲に及んでおり、重粒子線をかけると消化管に穴が開く可能性が高いというのです。

私は大学病院に戻り、夏美ちゃんのカルテと画像データをすべてまとめて、成人の外科の医師であるO先生を訪ねました。O先生は血管造影に関する卓越した技術を持った外科医で、難しいケースでは私たちはこれまでにも時々O先生の助けを借りていました。私が考えたのは動注化学療法です。O先生に手を貸してもらえる約束を取りつけると、私は翌日のカンファレンスでみんなにその治療法を提案しました。

手順はこうです。まず、夏美ちゃんに全身麻酔をかけて通常の血管造影を行います。腹部大動脈は骨盤の高さで左右に分かれます。分かれた動脈は、一部は足へ行き、一部は骨盤の中へ向かいます。

問題は骨盤内に向かう動脈です。腫瘍はこの動脈から血液を受け取っている可能性が極めて高い。そこでまず、左右の動脈のうち、血流が少ない方の動脈をプラチナ・コイルで詰めて閉塞させてしまう。すると、腫瘍は反対側の動脈からすべての血液を受け取ります。そこで、その動脈の中に動注カテーテルと呼ばれる細い管を入れます。カテーテルの先端を直接、腫瘍に向き合うようにします。そして、カテーテルの手前側は、リザーバーと呼ばれる直径2㎝くらいの薄い円柱形の容器につなげます。このリザーバーを夏美ちゃんの腰骨付近の皮下に埋め込むのです。皮膚の上からリザーバーを突き刺し抗がん剤を注入すれば、抗がん剤は動脈を通って直接、腫瘍に吹きつけられるという計画です。

私はご両親と面談して、まず今回のCTでは腫瘍が少し大きくなったことを説明しました。お父さんは落胆するというよりも治療がうまくいかないことに怒りを感じている様子でした。また、私が診察の時に腫瘍の増大に気づいていたのなら、今日の日を待たずすぐに自分に教えるべきだったとご指摘を頂きました。今後はそういったことをなくすようにご両親とお約束をし、私はこれからの治療計画を説明しました。通常の化学療法も放射線療法も重粒子線治療も無理であること、最後の手段は動注療法であることを説明しました。

ご両親からは、この治療法に大変期待をしている様子が伝わってきました。私は、自分自身が期待している部分と、計画通りに本当に動注カテーテルが留置できるのかという不安が入り交じった気持ちでした。私は正直にそのことをご両親に伝えました。面談の最後にお父さんからもう一つ注文がありました。

「先生、もし、この治療がうまくいかなかったら、次の方法を考えておいてください」

「いやいや、お父さん、これを最後の治療と思ってください。これからやろうとしていることはどこの病院でもできることではないんです。重粒子線治療だって実現はしなかったけど、専門の先生とじかに画像を見ながら相談できるのは、千葉大ならではなんです。日本中、他の病院へ行ってもこれ以上のことはできません。それを分かってください」

「いや。それはまた、何か方法を考えてもらうということで」

そこで会話は途切れました。私は、強い精神的重圧を感じていました。

3 動注療法への期待

鮮やかな血管造影

血管造影の日程を決めるのに際して、少し問題がありました。夏美ちゃんの全身状態が万全でないと、動注カテーテルの留置は危険です。この手技は、手術を行うことと同じくらい体に負担がかかるのです。白血球と血小板の回復を待つうちに大型連休が近づいてきました。これを避けるために1回だけ化学療法を挟むことにしました。しかし動注は急ぎたいので、強い治療は行いたくありません。またここで感染症が起きると、いつまでたっても動注療法が始められないからです。私は少しだけ化学療法を弱めにしました。

3週後のCTで、腫瘍はさらに増大していました。しかしこの期に及んでは、それはある程度想定できたことです。ご両親にも動揺はありませんでした。私たちはそれほどこの動注療法に懸けていたのです。

5月の下旬、血管造影の日がやってきました。夏美ちゃんはストレッチャーに乗せられてX線室へ運ばれました。ストレッチャーから検査台の上に乗せられて、夏美ちゃんは不安そうです。

「大丈夫。なっちゃん。絶対に痛くないよ」

私はそう言って、麻酔薬を点滴内に注射しました。夏美ちゃんはすぐに眠りに落ちました。筋弛緩剤を注射すると夏美ちゃんの呼吸が止まります。私はジャクソン・リース回路で酸素バッグを押し、夏美ちゃんの肺に酸素を送り込みました。そして夏美ちゃんの口を開き、喉頭鏡を使って声門を確認しました。6㎜の気管内挿管チューブを夏美ちゃんの気管の中に挿入すると、気管内チューブを酸素回路につなぎました。

小児外科の後輩D医師と成人外科のO先生が、手術の時とまったく同じように全身に手術着をまとって部屋に入って来ました。外回りの若い医師が夏美ちゃんの太ももを消毒します。O先生が右の太ももの動脈を穿刺して、血管造影が始まりました。

腫瘍は思った通り骨盤内の左右の動脈から血液の供給を受けていました。血管が非常に豊富な腫瘍です。私は一瞬、11年前に見た由香ちゃんの血管造影の写真を思い出しました。そして夏美ちゃんの写真をよく見ると、右の動脈からの血流の方が豊富に見えます。

「左を詰めましょう」

O先生はそう言って、プラチナ・コイルを用意し始めました。

モニター画像を見ると、血管造影カテーテルの先端は、骨盤内へ血液を送る左側の動脈の根元にあります。その位置でカテーテルからO先生がコイルを放出すると、あっという間にコイルが動脈に詰まって血栓を作り、血流が途絶えました。

「これで、腫瘍はほとんどすべて、右からの血流だけに頼っています」

O先生が言葉を嚙みしめるように言いました。

ここまでは完璧です。動注留置カテーテルが用意されました。このカテーテルを右側の動脈まで誘導するのです。あらためて夏美ちゃんの左の太ももの動脈を穿刺して、血管の中にカテーテルを送り込みます。カテーテルはするすると上の方に進んで行き、腰の高さで左右の動脈が合流して腹部大動脈になるところまで来ました。この合流点でカテーテルはUターンし、左側の動脈から右側の動脈へと進んで行きます。次が難関です。動脈は足へ行く方と、骨盤の中を進む方とに分かれます。O先生がカテーテルを巧みに操作すると、カテーテルはまるで意思を持った動物のように目的とする骨盤内の動脈へと進んで行きました。

カテーテルから造影剤を撒《ま》くと、ぱっと腫瘍全体の血管に造影剤が広がります。カテーテルの手前側は皮下を通して夏美ちゃんの左の腰骨あたりに誘導しました。メスで皮膚を切開し、例のリザーバーを埋め込みます。カテーテルとリザーバーをつないで動注のシステムは完成しました。私は麻酔ガスを切って夏美ちゃんが眠りから覚めるのを待ち、気管内チューブを抜きました。

私はO先生に深々と頭を下げました。こんなに鮮やかに、絵に描いたようにうまくいくとは思ってもいませんでした。私はいくら感謝してもしたりないくらいでした。今度こそ抗がん剤が効くかもしれないと私は期待しました。

それからわずか2日後に、私は早速、動注化学療法を開始しました。これまで夏美ちゃんの腎機能が悪かったために使用を差し控えていた6種類目の抗がん剤を治療薬に選びました。今回は動注療法ですから、抗がん剤は直接腫瘍の中に入って行きます。静脈を介した全身投与よりも腎臓への負担は少ないだろうと考えたのです。この薬剤を5日間連続で持続投与しました。

期待が暗転する

私たちはその効果を期待して毎日の回診で夏美ちゃんを診察しましたが、やがて期待は失望に変わっていきました。夏美ちゃんのお腹は徐々に腫れていきますし、足の痛みも一向によくなりません。私にはこれ以上の治療方法を考え出すことができませんでした。ご両親との面談は、私には大変つらいものになりました。

「先生、なぜ、薬が効かないんですか？　動脈から直接入れているんでしょ？」

「……なぜと言われてもこれが現実なんです。夏美ちゃんだけが特別じゃないんです。最初にお話ししたように、横紋筋肉腫はそれくらい治すのが難しい病気なんです」

「他の方法は考えてくれましたか？」

「……考えて思いつくというようなことではないんです。誰もやったことがないような治療はできないんですよ」

「あのう、手術は本当に無理なんでしょうか?」

お母さんが質問しました。

「……ですから……」

私はその時、日本のどこかには夏美ちゃんを手術すると言う外科医がいるかもしれないと思いました。いや、手術はやるべきではない。夏美ちゃんは体の機能の一部、いや、多くを失って、その揚げ句に必ず再発する。私はもう一度、手術はできないことを伝えました。

「明日から動注をもう1回やってみます。今度は抗がん剤を3種類にします。その結果が悪かったら、セカンド・オピニオンを受けませんか?」

「セカンド・オピニオン?」

「私たちの意見だけじゃ、お父さんたちも納得できない部分もあるでしょう。私以外の医者の意見を聞いてみたらどうですか?」

「それは……、他の病院へ移れということですか?」

「いえいえ、そうではありません。僕たちは、お父さんたちが、もうこんな病院は嫌だと言うまで、夏美ちゃんをお世話させて頂きます。ただ、僕たちが行っている医療が100%正しいのか、他の先生に評価してもらって意見を頂くのです」

「……そうでしたか。でも、誰の意見を聞けばよいのか……」

「それもお父さんたちが決めるべきだと思いますよ。小児外科医でも小児科医でもよいですから、この病気について詳しい先生を、どうぞ調べてください」

自分たちの治療は決して間違っていないと私は思っていました。ですから、こちらから積極的にセカンド・オピニオンを勧めて、夏美ちゃんの治療がどのように行われ、どのような局面にあるのかをご両親に客観的に分かって頂きたかったのです。

私はその夜、午後8時の回診が終わってから夏美ちゃんの個室に遊びに行きました。セカンド・オピニオンの結果、まさか他の病院に転院することにはならないだろうとは思いましたが、何となく夏美ちゃんの顔を見たくなったのです。回診の時に見る夏美ちゃんは、いつもちょっとだけ憂いのあるような表情を作ります。元々目鼻立ちがはっきりした美人さんタイプの女の子ですから、年齢の割には大人びた雰囲気があります。回診が終わった後で訪れた私を見て、夏美ちゃんは少しはにかんだような笑顔を見せました。お母さんの表情をちらりと覗くと、私に渡したいものがあると小さな声で言います。

それは、一かけらのチョコレートを透明のフィルムで包んだちょっとした贈り物でした。

「おお、これはうれしいね」

チョコレートの隣には小さな紙切れが見えています。私はフィルムを解いて、包みを開けてみました。切手ほどの小さな白い紙には「先生、いつもありがとう。なつみ」と印字されていました。肉筆ではないから、これはお母さんと夏美ちゃんが一緒に作ったものかもしれません。しかし私はそんなことは詮索せず、その小さな紙切れを白衣の胸ポケットにしまいました。このプレゼントはまったく予期していなかったので、正直私はちょっと驚いていました。今までのつらくて痛い治療を考えてみれば、夏美ちゃんが私に感謝しているとは思えなかったからです。あらためてお礼を言うと、夏美ちゃんはお母さんともう一度顔を見合わせてから恥ずかしそうに俯《うつむ》いてしまいました。

4 死産という命

第2子の破水

この時期の私は毎日非常に強い緊張を強いられていました。そんなある日の朝早く、手術室にいた私は一本の電話で呼び出されました。その電話は、毎日の医療に集中していた私を後ろから不意に揺さぶるようなものでした。

その日、私はC教授と共に、生後54日の男の子、Tちゃんに対して胆道閉鎖症の手術を行う予定になっていました。胆道閉鎖症は小児がんと並ぶ小児外科領域の最大の難病で、早期に手術を行って、肝臓で産生される胆汁を消化管へ流れるようにしてあげないと、子どもは2歳までに肝硬変で命を失います。

手術室にかかってきた電話は、家内が第2子を出産する予定である自宅近くの産院からでした。その内容は、妊娠わずか24週で突如として破水が起こり、子どもは死産になりそうだとの連絡でした。

私はC教授に事情を話し、手術メンバーを急きょ変更して、産院に急ぎました。産院に着くと、私はまず家内に会い、医師の説明を受け、娩出《べんしゅつ》されたばかりの我が子に会いました。医師からは、620gの女児で死産と告げられました。白いタオルにくるまれた自分の次女をそっと見ます。顔は目鼻立ちがはっきりしません。白いような青いような透き通った色をしており、過剰に水分を含んでいて触れれば水がにじんでくるのではないかと思える肌でした。620gですから、体の大きさは普通の赤ちゃんの1／5しかありません。しかし、私はこういった小さな赤ちゃんは見慣れています。確かに呼吸はまったくしていません。しかし、胸は動いている。心臓の拍動が見えるのです。

産科の医師にとってこの状態は死産なのだろう。しかし、自分にとってはそうではない。もし、仮にここに道具があったら、喉頭鏡と気管内挿管チューブがあったら、自分はこの子を蘇生できるはずだ。私はそう思いながら子どもの心臓の動きを見詰めました。医師なら誰でもが蘇生できる訳ではありません。620gの新生児に挿管した経験がある医師などほんの一握りです。そして自分はまさに、この小さな命を生きる世界へ引き戻す力がある小児外科医でありながら、何の手段もなく、ただ手をこまねいて見ているだけでした。命とは、何て矛盾しているのだろうか。なぜこういう命を私は眼前に突きつけられるのだろうか。私は、置き換えることのできない自分の存在を強く感じました。

しかし、同時に、冷徹に計算をしている自分もいました。この子はすでに10分以上も呼吸停止の状態のままにおかれています。仮にここに蘇生道具があって蘇生をしたとしても、この子は脳に重い障害を持って命だけが継続するだけかもしれません。その命に意味はあるのか。私は自問自答しました。私は手足を縛られた状態で、何かから審問を受けているような気持ちになりました。ふと、気がつくと、次女の胸の拍動は徐々に徐々に弱くなっていきます。そして、最後の心拍を終えると、その後、二度と拍動することはありませんでした。誰もその時刻を告げたりしませんでした。死産という宣告が今、完成しただけのことだったのです。

命はどこかにつながっている

私は死産ではないと思いました。この子は生きていた。そしてその10分ほどの命が果てたのだと思いました。死産という言葉は使うまい。これも一つの命なんだと思い、それまでいくつか候補に上がっていた中から、子どもの名前を決定しようと私は精神を集中させました。

10分の命でも何かをこの世に残し、形にしたい、物語を紡ぎたい。私はそう考えました。最初に考えたことは、次女を大学病院に運んで病理解剖を行うことでした。しかし、産院の医師に相談すると、それは可能ではあるが手続きが非常に煩雑《はんざつ》だとも言われ、産院に迷惑がかかるのを私はよしとせず、断念しました。では、できることといえば、愛らしい名前をつけて、きれいなお墓を造ってそこに葬ることだけなのでしょうか。

我が子を看取り、病室へ戻ると家内が泣いていました。24週の子どもを失った顔、ではありませんでした。すべてを失った顔をしていました。時間の長さの意味に絶対的な基準などないということを私はあらためて思い知らされました。この子の命が果てても、命とは一人のものではないはずです。必ずどこかにつながっているはずです。私は心の中で妻に向かって叫んでいました。

（ごめん、僕は助けられなかった、この子は諦めてくれ。この子の命を胆道閉鎖症のTちゃんと夏美ちゃんにあげてくれ。そうすれば、この子は生き続けることになるから）

私は涙を流す余裕もなく、すぐさま大学病院へ取って返し、手術室へ直行しました。私とメンバーを交代して手術に入った後輩医師から、手術の所見を詳細に聞き出し、私はそれをTちゃんのお母さんに伝えました。話を終えると、私は夏美ちゃんのいる病室へ向かいました。

5 「普通の人間にはできない」

どうしても諦められない

2回目の動注療法が始まって2週が経過していました。夏美ちゃんのお腹はさらに大きくなっています。発熱も続き、連日、輸血と抗生剤が投与されていました。夏美ちゃんはほとんどベッドに寝たきりになっていました。疼痛緩和療法も麻酔科のT先生の指示で薬の種類が増えています。お腹が張っているために食事は食べられません。栄養はすべてIVHカテーテルから与えられていました。

セカンド・オピニオンの医師を決めかねているお父さんに、国立がんセンター小児科の部長先生を私は提案しました。治療プロトコールの責任者ですから、日本中のいろいろな症例の情報が入っているはずです。私は先生に電話をしてセカンド・オピニオンのお願いをしました。ご両親は私が作成した紹介状を持って東京に向かいました。

その日の夜、東京から戻ったお父さんと二人で面談しました。

「いかがでした？　先生、どうおっしゃってましたか？」

お父さんはいつもよりゆっくりした口調で、静かに話を始めました。

「まず、治療はきちんとした手順に則《のっと》って正しく行われていると。後から考えると、4

回目の治療の後あたりで手術ができる可能性があったかもしれなかったけど、千葉大の小児外科の先生が取れないというなら、それは無理だと。とにかく、抗がん剤がまったく効かないたちの悪い横紋筋肉腫で、何か腫瘍の中で大きな遺伝子の変化でも起きているんじゃないかと言っていました」

「今後の治療については？」

「ターミナル・ケア……ですか？　疼痛緩和を考えてあげる必要があるということでした。まあ、でも、それは前からやってるし……」

「……お父さん、明日、CTを撮りますから、夜、奥さんと一緒に面談をしましょう。今、夏美ちゃんがどういう状況にあるか、もう一度よく考えましょう」

翌日、夏美ちゃんの腹部のX線CTを撮影すると、腫瘍はさらに巨大になっていました。腸管が圧迫されて腸閉塞も進行しています。これは場合によっては緊急避難的に人工肛門を作らないといけないかもしれません。その夜、私はCTのフィルムを抱えてご両親との面談に向かいました。心の中にある一つのことを決めていました。

私はもう治療は中止しようと思っていました。

夏美ちゃんが入院した時からのすべてのCTフィルムを広げ、これまでの治療経過を振り返りました。セカンド・オピニオンの内容も三人で確認しました。

「現代の医療で、すべてのことはやりました。残念ですけど、病気の方が薬よりも強いのです。このまま化学療法を続ければ、夏美ちゃんは感染症に苦しみます。残っている時間を精一杯楽しく過ごすことも一つの選択なんじゃないですか？」

「…………」

「ボランティアの人とかいますから、車椅子で出かけるとか、たとえば、ミッキーマウスに来てもらうとか、夏美ちゃんが喜ぶことを……」

「分かってます」

お父さんが言います。

「もう治療法がないのは分かってます。でも、諦められない。治療をやめるなんてできない……」

面談室は沈黙に包まれました。

「あのう」

お母さんが口を開きました。

「どうしても手術はできないんでしょうか？　他の病院でもできないんでしょうか？」

「……何回か言ったと思いますけど、下半身に行く血管を全部切らないと腫瘍は取れません。そんなことしたら、下半身を切断することと同じになっちゃいます。そういった手術をしてくれる先生は、どこにもいないんです」

お母さんが叫びました。

「一生、車椅子でもいい！　なっちゃんを、なっちゃんを手術してください！」

そう言ってお母さんは泣き崩れました。

私は言葉を失いました。鳥肌が立っていました。この情愛の深さはどこから来るのか。おそらくお母さんからすると夏美ちゃんは、自分の命と同じかそれ以上に大切なものなのでしょう。夏美ちゃんを失うということは、自分を含めたすべてを失うということなのだろうと私は感じました。

「お父さん、お母さん、来週からもう一度だけ、動注療法をやってみましょう。5日間で連続投与して、あとは1週ごとにワンショット、つまり1回注入で毎週抗がん剤をリザーバーに注射しましょう」

翌週から3回目の動注療法が始まりました。そして、同じことが繰り返されました。夏美ちゃんは痛みを訴え、連日40度の熱を出し、大量の抗生剤と輸血が投与されました。顔色はいつでも悪く、手足はやせ細っています。お腹はさらに大きくなっているのが、毛布の上からでもはっきりと分かります。

化学療法が終わって1週後、朝の回診で私たちは夏美ちゃんの部屋を訪れました。私は、抗がん剤の入った注射器を手にしていました。

「なっちゃん、ちょっとがんばるよ。少し、ちくって押される感じがするけど、大丈夫だよ。腰のところ、ほら、点滴を入れているところ、あそこに注射するね」

夏美ちゃんは眉間に深いしわを寄せました。

「痛くない?」

「大丈夫、ちょっとだけ」

夏美ちゃんの左の腰の皮膚の下にはリザーバーが埋め込まれていて盛り上がっています。私は皮膚を消毒すると、一直線に針を突き立てました。

「痛い!」

夏美ちゃんが叫びました。

「ごめん、大丈夫、すぐ終わるから」

私は抗がん剤を注入し、動脈ラインが血液で固まらないように抗凝固剤をさらに注入しました。

夏美ちゃんの涙を見て、私は胸が締めつけられるような思いがしました。この治療にはほとんど意味がない。夏美ちゃんを痛めつけているだけだ。なぜ、こんなことをしなくてはならないのか。私たちは夏美ちゃんをなだめて部屋を出ました。

そして、1週間が経ちました。

その日の朝の回診も、私は抗がん剤の注射器を持っていました。個室には休暇をとっていたお父さんもいました。私たちは個室に入って、夏美ちゃんのベッドに近寄りました。医師や看護師たちが合わせて10名ほど、夏美ちゃんに向かって立っていました。

「じゃあ、夏美ちゃん、今日も注射するから、用意しようか？」

私が言うと夏美ちゃんは恐怖に顔を歪めました。

「やめてー！　やめてー！　怖いー！」

夏美ちゃんは絶叫しました。

私は動けなくなってしまいました。すると、お父さんとお母さんが泣き始めました。二人は顔を覆って声を上げて泣いています。

部屋の中は、親子三人の泣き声だけになって、私たちはしばらく立ち尽くしていました。

私は注射を中止しようかと考えました。

その時、私の後ろにいた後輩のD医師が、肩で私をぐいとどけて前へ進み出ました。

「お父さん！　やりますよ！」

彼は私の手から、抗がん剤の注射器をひったくりました。

私は、ほっとしました。私には注射はできなかった。私の手は震えていました。

D医師は若い医師たちに夏美ちゃんを軽く押さえるように指示して、リザーバーに抗がん剤を注射しました。夏美ちゃんの叫び声に、ご両親の泣き声が重なりました。

D医師は冷たい医師ではありません。優しい男です。処置を終えて振り返ったD医師の目は真っ赤でした。

引き返せない道

その日の午後、私は母子センター2階の踊り場でばったりお父さんに会いました。お父さんは自動販売機の缶コーヒーを飲んでいました。何となく二人の間で会話が始まりました。

「でもねえ、先生……、外科医ってすごいね。あんなこと、普通の人間にはできないよ」

さっきの注射のことを言っているのです。

普通の人間にはできない。この言葉は、私の胸の奥の深い所に沈殿しました。確かにそうかもしれない。これまで100人以上の小児がんの子どもたちを見て、数十人の子どもの死を看取ってきた自分がいる。治療がどういう段階に入ると、もうその子は生きる可能性がないということが自分には分かってしまう。親に、子どもの死の宣告をして諦めさせる。それが自分の仕事ならば、私はもうすでに普通の人間ではない。子どもが泣こうが叫ぼうが、治療のためならどんな手段でもとる小児外科医の自分。

私は、何か、道を歩いているうちに、二度と引き返せない方へ歩いて来てしまったのではないかと思いました。普通の大多数のご家庭が一生の間にまったく知らない道。喜びがあって、笑いがあって、希望があって、そういったごく普通の道の裏にはもう一つの道があり、私はもはやそこから出ることができない所まで来ているのではないかと考えたのです。雄治君や由香ちゃんや純君そして夏美ちゃんを見てしまった以上、もう自分は楽な生き方をしてはいけないのだと感じました。

「私は、どうしても受け容れられない。頭では分かっているんだけど、娘が亡くなることを認めることができない」

　お父さんがつぶやきます。

「………」

「最期の瞬間に、私はどういう態度を取ればいいのか分からない。家内に何て言ってやればいいのか分からない」

「………」

「子どもは可哀想だ。大人だったら、自分の人生の最後を自分でまとめることができる。でも子どもにはそれができない。それが可哀想です」

　私には何も言えませんでした。

　1週後、4回目の動注療法が行われました。抗がん剤の量は少しだけ減らしました。夏美ちゃんはターミナル・ケアと抗がん剤治療を同時に受けていました。鎮痛剤と鎮静剤の量も増え、夏美ちゃんは眠っている時間が長くなっていきました。夏美ちゃんの時間はもうほとんど残っていませんでした。夏美ちゃんが千葉大病院に来て、ちょうど1年が経っていました。

夏美ちゃんの腫瘍が取り除かれたのは、手術ではなく、病理解剖によってでした。

お母さんからはすぐさま解剖の承諾が頂けました。お父さんからは二つの条件がつきました。一つは、厳粛な気持ちで病理解剖をして欲しいということです。そんなことは当たり前です。私は語気を強めて約束しました。ただ、この時の「厳粛な解剖」という言葉が今でも私の胸にあります。もう一点は、自分も解剖に立ち会わせて欲しいというものでした。

「無理だと思います。無理って言うのは、一般の人にはとても正視できないと思います。腫瘍の写真をインスタント・カメラで撮影しますから、それをご覧になってください」

こうして私は小児外科の若い医師を従えて病理解剖に臨みました。

転移はありませんでした。骨盤の中の巨大な腫瘍が摘出されて、夏美ちゃんはがんから解放されました。腫瘍の重量は6kgに達していました。

私は写真を持って、霊安室の隣の家族控え室に向かいました。病理解剖の所見を詳しく述べた後、私は写真をご両親に差し出しました。お母さんは、私の手から奪うようにして写真をもぎ取りました。そして、食い入るように写真を見詰めます。

「これが！　これが！　なっちゃんを……」

比喩ではありません。お母さんの瞳は憎悪に燃えていました。

私たちは、夏美ちゃんを乗せた車を見送り、深々と頭を下げました。11年前なら、もううんざりだと思ったでしょう。敗北することに不安を感じ、引き返したいと思ったでしょう。

しかし、私にはもはや、その道を真っすぐに歩いて行くしかありませんでした。

第五章　死は存在しない

1 忍び寄る不安

七海ちゃんの「風邪」

2000年の正月明けに、私は七海《なつみ》ちゃん（3歳）のご両親と外来診察室で向かい合っていました。お父さんは日本人、お母さんはヨーロッパの方ですので、七海ちゃんは栗色の髪と瞳を持った何とも愛らしいお子さんでした。この子の愛称も〝なっちゃん〟です。それは私は、もう一人のなつみちゃんに出会った時、何か縁のようなものを感じました。それは名前のことだけでなく、七海ちゃんの生まれた日が、私の娘・春瑠と10日ほどしか違わなかったからです。この親子の闘病を通じて、親子の情愛とは何かとか、家族の絆《きずな》とは何かとか、そして生きるとは何かということを私は学びます。しかしそれには4年の時間が必要でした。

七海ちゃん親子との出会いは、ご両親の悲痛な涙から始まりました。

七海ちゃんは1歳のころから喘息の診断を受けていました。なかなか胸の音がきれいにならず、1年以上喘息の薬を内服していました。風邪をきっかけに喘息が悪化した時には入院したこともあります。それでも七海ちゃんは保育園に元気に通っていました。

七海ちゃんの異変にお母さんが気づいたのは前年の秋頃からでした。保育園であまり遊びたがらず、疲れたような素振りが増えたのです。そのうちに熱が出るようになりました。しかし、風邪の症状がない。お母さんは不安な気持ちになりました。そして12月のある日、七海ちゃんは右の脇腹の痛みを訴えたのです。喘息を診てもらっているA病院に七海ちゃんを連れて行くと、七海ちゃんはすぐに入院となりました。しかしX線検査では何の異常もないとされ、意外なことに医師の診断は便秘でした。ご両親は納得できませんでした。お父さんはCTスキャンを撮って欲しいと医師にお願いしました。しかし医師からは、現在の七海ちゃんの病状から考えられる検査の利益とCTの被曝のリスクを比較して、その必要がないことが説明されました。七海ちゃんはわずか3日で退院となりました。

退院後も七海ちゃんの熱は下がりません。そこでA病院を再度受診しましたが、今度の診断は風邪でした。お母さんは、風邪の症状のない「風邪」という診断に強い疑問を持ちました。

そして数日後、突然、七海ちゃんの顔色が青白くなり、唇は紫色に変わります。お母さんが考えた診断は「白血病」でした。大急ぎでA病院を受診すると、七海ちゃんは再度入院となりました。今回もX線が撮影されましたが、今度は右の肺に白い影が見えます。医師の診断は「肺炎」でした。

「いや、違う」

お母さんは肺炎ではないと思いました。

これだけ熱が長引いて、そして顔色が悪くなってしまうほど元気のない七海ちゃん。しかし、七海ちゃんはまったく咳をしていません。お母さんは毎日毎日、医師の顔を見るたびに娘の病気はがんではないかと問いかけました。

医師の返答は毎回、同じでした。

「それはありえません」

しかし肺炎の治療を続けていたにもかかわらず、七海ちゃんの容態は一向に快復しません。10日ほど経ってもう一度、肺のX線が撮影されました。今度は「影」ではありませんでした。右の肺の全体に「水」が溜まっていたのです。緊急でX線CTが撮影されました。右の肺はつぶれて胸水の中に浮いています。そして心臓のわきには、虚脱した肺なのか、それともそれ以外のものなのか、何かのかたまりが見えました。

七海ちゃんの胸に針が刺され、胸の中の水が抜かれました。濁った血性胸水です。胸水に血液が混じることは、普通、肺炎では起こらないことです。血性胸水は、胸の中に悪性腫瘍が存在している可能性を示しています。担当医は胸水を病理検査部に提出し、胸水が除かれた七海ちゃんの胸をもう一度、X線撮影しました。今度の結果は誰の目にも明らかでした。胸の中の腫瘍が、その全貌を現したのです。病理検査の結果は、胸水の中にがん細胞が含まれているというものでした。胸の中の一番奥から発生する小児がんと言えば、神経芽腫を疑わなくてはなりません。A病院の医師はその時点で私たちに連絡を取り、七海ちゃんのご家族は私の外来を受診したのでした。

A病院から届けられた数々のX線写真をシャウカステンにかざし、私は目を凝らしました。右の胸の奥深くから発生した腫瘍は下大静脈と胸部大動脈を完全に巻き込み、左の胸にまで広がっています。右の肺は上中下の三つの部分から成り立っていますが、真ん中の部分が腫瘍に完全に潰されて虚脱しています。腫瘍の周囲にはリンパ節がごろごろと腫れており、これは横隔膜を貫いてお腹の中、腎臓の近くまで続いています。リンパの流れにそって腫瘍が転移しているのです。

私はご両親に向き合いました。

「このCTを拝見すると、一番考えられる病気は神経芽腫という小児がんです。診断を確定するために、血液と尿の中の腫瘍マーカーというものを調べます」

ご両親は緊迫した表情で私の言葉の続きを待っています。

「しかし、まず神経芽腫に間違いありません。現時点で言えることは、この腫瘍は手術で摘出できないほど大きくなっているということです。そしてもう一つは、去年の秋から疲れやすかったというお話を伺うと、七海ちゃんは、ほぼ間違いなく全身に腫瘍が転移しているると思います」

ご両親の表情は凍りついたように硬くなりました。そしてお父さんもお母さんも、瞳から は涙があふれてきました。

「七海は助かるんでしょうか？」

お父さんが尋ねました。

「もし全身の骨とか骨髄に腫瘍が転移していると、そういった神経芽腫を病期4と言います。病期4の神経芽腫の治療成績は現在の医療でも3人に1人くらいの生存率です。ただ、七海ちゃんは腫瘍が肺に浸潤している可能性が高いと思います。同じ病期4でも臓器浸潤と言って、さらに治療成績が悪いんです。七海ちゃんのリンパ節転移は胸の中とお腹の中に広がっています。これも治療を難しくする可能性があります。必ず治るとはお約束できません」

二人は声を上げて泣き崩れました。私はこれまでに何度もこういった場面を経験しています。涙を見せない親などいません。しかし七海ちゃんのご両親の泣き方はちょっと違っていました。心底、心が痛いという泣き方でした。

ご両親はA病院に入院中、七海ちゃんの病気が悪性腫瘍ではないかと疑って、何度も何度も検査をお願いしたのですが、ことごとく断られたことをお話しになりました。お父さんもお母さんも、自分の娘を守ってあげられなかったことが悔しくて仕方がなかったのです。ご両親は自分たちを責めていました。そしてA病院に対して完全に失望していました。「お気持ちはお察しします。ですけど、それはもう過去のことなんです。後ろを振り返っても何も生み出しません。意味がないんです。明日からのことを考えてください。この病気を克服するためには、いくつものハードルを越えて行かなくてはなりません。すべてを一気に越そうと思うと気が遠くなります。一つ一つ越えてください。その先にゴールがあると信じてください」

ご両親は涙も拭かずにうなずきました。七海ちゃんはその場で入院することになりました。

「入院は長期になります。1年くらいと思ってください」

私はそう告げて、最初になすべきことはこのご夫婦の信頼を得ることだと考えました。進行神経芽腫の治療の開始の時点で、ご両親が医療不信に陥っているケースは大変多いと言えます。七海ちゃんのご両親から信頼を頂くのは少し大変かなと私は思いました。

インフォームド・コンセント

腫瘍マーカーを調べた結果、診断は神経芽腫に間違いありませんでした。画像検査も矢継ぎ早に行われました。骨スキャンとＭＩＢＧスキャンです。

ＭＩＢＧスキャンは骨スキャンと同じように、放射性物質を注射して外から大型のカメラで撮影する検査法です。ＭＩＢＧという物質は交感神経に取り込まれる性質があります。神経芽腫は交感神経細胞から発がんする小児がんですから、ＭＩＢＧはがん細胞そのものに取り込まれます。したがって、原発巣はもちろん全身の転移巣にＭＩＢＧは集積します。放射性物質をくっつけたＭＩＢＧをお子さんに注射して、翌日に体の外からカメラで全身を撮影すると、がんが存在する場所はすべてＭＩＢＧが集積して黒く写ることになります。ＭＩＢＧスキャンと骨スキャンの結果、七海ちゃんの背骨やあばら骨、それに両腕・両足の骨に腫瘍が転移していることが分かりました。

七海ちゃんの画像データをすべて揃えて、私はご両親と面談しました。まず初めに神経芽腫という確定診断と、腫瘍の全身への転移の状況を告げた後で、神経芽腫という病気の詳しい説明を始めました。

「神経芽腫という病気を治す上で一番重要なことは、この病気がどういう病気かを理解することです。今から、神経芽腫とは何かということをお話しします。分からないことがあったら、なんでも聞いてください。どんな質問にもお答えします」

私は医学部の学生に講義するかのように、神経芽腫という病気の成り立ちやその生物学的な特徴を1時間近くかけて説明しました。そして話は治療方法に移ります。

「――最初に行うのは、胸を開いて腫瘍の一部を取って調べる生検です。腫瘍のがん遺伝子を調べます。

――抗がん剤で転移をすべて消します。転移が消えたら胸の中の腫瘍を全部、摘出します。

――どこにも腫瘍がなくなって、一見治ったように見える状態が完全寛解です。しかしそのまま退院すると再発します。そこで、とどめを打ちます。それが末梢血幹細胞移植です。

――大量化学療法と全身放射線をかける前に、自分の末梢血幹細胞をあらかじめ採取して保存しておくのです。末梢血幹細胞とは骨髄細胞と同じような細胞です。骨髄移植と理解してもらっても構いません。大量化学療法と全身放射線が終わったら、末梢血幹細胞を七海ちゃんの体の中に戻すのです。

――この病気は再発してはいけません。再発すると治らない可能性が非常に強くなります」

ご両親は熱心に聞いていました。所々で質問をはさみながら、私の一言一句も聞き逃すまいという感じでした。

「明日、生検を行います。七海ちゃんはすでにがん性胸膜炎を起こしています。肺も腫瘍でつぶれています。この状態で胸を開くのは、はっきり言って大変危険です。しかし、これから1年以上をかけて闘病をしていこうとする時に、このリスクを乗り越えるところから始めなければ病気には克てないと思います。明日の手術に同意いただけますか？」

　開胸に関するリスクについていくつかの質問と確認がお父さんからあった後、私はご両親から手術の承諾を頂きました。

　患者に対して治療方法をいくつか提示して、その中から患者の望む治療を選んでもらうというやり方を私はとりません。一番よい治療が何であるのかは、医師が一番よく知っています。それも、経験豊富で実績のある医師が知っています。そのために医師は10年、20年と経験を積むのです。昨日まで病気と無縁だった一般の方々が、いきなり我が子が小児がんと宣告されて、最良の治療方法を自分たちの判断で選択できるはずがありません。選択を患者に委《ゆだ》ねるというのは、私から見ると医師の責任逃れでしかありません。患者が自発的な同意ができるまで納得のいく説明をするのが本当の意味でのインフォームド・コンセントであると私は考えています。

　手術は私とC教授で行いました。腫瘍は胸の中の一番奥にありますから、生検とはいえ大きく胸を切開しなければなりません。私は、第7肋骨と第8肋骨の間に10㎝の皮膚切開をおき、電気メスを使って筋肉を切開して胸を開きました。淡い血性胸水の中に灰白色の大きな腫瘍が見えています。腫瘍は被膜を破ってカリフラワー状になっており、周囲に浸潤して肺に癒着し、胸壁にまで進展しています。私たちは手早く腫瘍の一部を採取しました。

七海ちゃんの術後の経過は、拍子抜けするほど順調でした。呼吸機能は術前と比べてほとんど悪化しなかったのです。術後1週には抗がん剤の投与を開始しました。A1プロトコールをさらに強化したA3プロトコールです。嘔吐・脱毛・発熱・貧血に対して、連日の点滴と輸血そして抗生剤の投与が行われます。強烈な副作用が七海ちゃんを襲いますが、副作用から回復すると七海ちゃんは入院時よりも明らかに元気になっていました。これは抗がん剤が効いている証拠です。

世界で一番よい治療

私たちが回診で七海ちゃんの病室を訪れると、七海ちゃんはいつでも照れたような笑顔を浮かべて、勢いよくお母さんの背中を駆け登ったり、腕の中へ飛び込んで行きます。3歳だったこの頃の七海ちゃんのイメージは、私には愛らしいリスザルといった感じでした。骨スキャン・MIBGスキャン・X線CTの検査結果は劇的でした。原発巣も転移巣も入院時と比べて一目で分かるほど小さくなっていました。ようやくお母さんの表情にも明るさが増えてきました。

ある日の回診の時のことです。

「先生、私は何としても七海を治したい。全財産を使ってもいいから世界で一番よい病院で治療を受けたい。世界中、どこにでも行きます。世界中の先生と相談したいから英語で紹介状を書いてください」

　お母さんは笑顔でそう言いました。お母さんの日本語は大変上手です。

「え、英語？　わ、分かりました。いつでも書きます。でも、具体的に意見を求める先生が決まってから書きます。それを決めたら教えてください。だって、今書いても無駄になっちゃうかもしれないでしょ？」

　私は苦笑して逃げました。

　その後の治療も順調に進み、Ａ３プロトコールは３回が終了していました。七海ちゃんはもう喘息の内服薬は必要としていませんでした。

　お父さんも英語が堪能ですが、海外にまで行って治療を受ける気はなかったようでした。しかし、少なくとも日本で一番の治療は受けたいと考えていました。私はセカンド・オピニオンの申し出を受けました。よりよい治療とは何かということを、この後に何度も何度も私はお父さんと話し合うことになります。

　お父さんは言います。

「先生、インフォームド・コンセントって何ですか？　自分の子どもの治療を決めるのは医者ですか、親ですか？　私はＡ病院で繰り返し、ＣＴを撮ってくれとお願いしたんです。しかしそれは、かないませんでした。一体どれだけ被曝するか分かっているのかと、むしろ怒られました。彼らは何度も私に説明して、形の上では私は同意しているんです。これもインフォームド・コンセントでしょうか？　私はもうこれ以上、自分の判断を間違えたくありません。先生以外の意見を聞かせてください」

「あ、どうぞ」

私はあっさり答えました。望むところです。

「聞きたいことは何ですか？　まず初めに私が自分の意見を言いましょう」

「第一に、手術が本当に七海に必要かどうかです。抗がん剤がこれだけ効いているので、薬だけで治るんじゃないでしょうか？　海外の文献を読むと手術は必ずしも必要ないと書いてあります」

「おっしゃる通り。某国の有名な小児科の女医さんがそんなことを言ってますね。しかし、じゃあ、何で手術しない方が治療成績がよいのですか？　そこまでは彼女も言ってない訳ですよ。私は手術した方がよいと思います」

「もし手術が本当によいのなら、手術の時に術中照射をやってください。必要な場所だけに一度に照射するという方法は合理的だと思います。千葉大は術中照射が得意だと聞いています」

「おっしゃる通り。でも、できません。胸の中は技術的に不可能なんです」

「では、重粒子線をかけてもらえますか？　副作用が少なくて、効果も高いと聞いていま す」

「重粒子線治療は現時点では実験段階の治療です。治療を受けるためには放射線医学総合研究所の倫理審査を通らなくてはなりません。審査を通るためには他の治療方法が存在しないというのが必要条件の一つになります。七海ちゃんは治療手段がありますから絶対に通りません」

「では、レチノイン酸の内服と抗がん剤の治療を同時にやってもらえますか？」

レチノイン酸とはビタミンAの誘導体で、神経芽腫を分化させる働きがあるとされています。2000年当時の海外のデータとしては有望な内服薬でした。

「現在、レチノイン酸に関するデータでこの薬が効くとされているのは、退院後の再発の危険を減らす効果です。抗がん剤と同時併用したデータはありません。データがないことはやめましょう」

「……では、先生は、末梢血幹細胞移植が本当に最善の治療と考えていますか？　命の危険がある治療ですよね？　本当にこれが最善なんですか？」

「難しい質問ですね。治療成績は移植を行った方がよいのですけど、極端に違いがあるわけではありません。私自身は移植で患者を失ったことは一度もありませんが、世界の一流施設においてすら、副作用で命を失ったという報告がいくつもあります。それくらい厳しい治療です。短期間の強烈な副作用を乗り切ることができれば、全体として見た場合、より質の高い治療を行ったことになります。私は移植を行うべきだと思います」

お父さんは、一つ一つの私の回答にうなずきながら聞き入っていました。そしてご両親は、日本大学小児科のM教授にセカンド・オピニオンを求めることになりました。

セカンド・オピニオンの結果は大変あっけないものでした。これは私も予測していました。なぜならば、小児がんの治療の最前線にいる施設は、お互いに情報や意見を交換し合いながらより高いレベルの治療を目指しているからです。治療の仕方が施設ごとに異なるということはほとんどありません。東京から戻ったお父さんに、私は結果を尋ねました。

「いや、実は、結果はどうでもいいんです」

「は？」

「先生がセカンド・オピニオンを承諾してくれた時点で、私はもう納得していたんです。今日、出かけてきたのは言ってみれば、もう、儀式みたいなもので……」

お父さんの目は優しく笑っていました。私はそれを見て拍子抜けしてしまいました。七海ちゃんのご両親との間にある距離が少し縮まり、私たちを包む空気までが何か緩んだような気がしました。

2 退院への道

末梢血幹細胞移植

その後の化学療法は順調に進み、七海ちゃんの全身にあった骨転移や、お腹の中のリンパ節転移はほとんど消失しました。私は七海ちゃんの末梢血幹細胞を採取することにしました。末梢血幹細胞を採取するためには、まず抗がん剤で骨髄を刺激しなければなりません。抗がん剤を大量投与すると、神経芽腫に対して効果があるのと同時に、投与後10日くらいで骨髄の中の幹細胞が末梢血の中に出てきます。私たちの病院では幹細胞を採取する装置は輸血部にあり、関係各科の医師たちがこの装置を使います。したがって、輸血部に対して装置の使用をあらかじめ予約しなければなりません。それも何ヵ月も前にです。予約した日に照準を合わせて末梢血の中に幹細胞を出現させる必要がある訳ですから、これは至難の業です。しかし、いつどういうタイミングで抗がん剤を使用すればよいのかを、何例もの経験から私は熟知していました。

第1回目の幹細胞採取はおおむね成功でした。採取の日に合わせて七海ちゃんの白血球の数はピークとなりました。この時、私は必要量の2回分の幹細胞を採取するつもりでいました。万が一のトラブルがあった時のバックアップ用としてです。しかしこの時の採取では2回分は取れず、腫瘍の摘出が終わってからもう一度幹細胞を採取することに決めました。

２０００年の8月に手術の日が決まりました。七海ちゃんの腫瘍摘出術は、再度私とC教授で行うことになりました。今回の手術は前回のように腫瘍の一部を取るだけではありません。すべて残らず摘出する必要があります。

手術の当日、私に緊張感はありませんでした。なぜならば、七海ちゃんは入院時よりも現在の方がはるかに全身状態がよいからです。肺は十分に膨らんでいますし、がん性胸膜炎も治っています。七海ちゃんの体力が十分ならば、後は私たちが精魂込めて手術をすればよいだけの話です。

全身麻酔で眠っている七海ちゃんの胸を触り、私は前回の手術創を確認しました。女の子ですから傷は少しでも目立たない方がいい。七海ちゃんのご両親はそんな要求はしていませんでしたが、七海ちゃんが病気を克服して大人になることを前提に私たちは治療をしています。前回の傷に一致するように第7肋骨と第8肋骨の間に10cmの皮膚切開をおきました。

胸の中の手術の難しさはその術野の狭さにあります。つまり肋骨が手術の邪魔をするのです。広い視野を得るために肋骨を1本切ることもよく行われています。しかし小児期に肋骨を切ると将来胸の形が悪くなることがあります。私は七海ちゃんの肋骨は切らずに、骨と骨との間の筋肉を電気メスで切開して胸の中に入りました。

　腫瘍は胸の中の一番奥に根を下ろしていました。しかし前回見た時とはまるで迫力が違っています。一回りも二回りも小さくなっていて周囲への浸潤もありません。剝離鉗子と電気メスを使って私たちはどんどん腫瘍を剝離していきました。出血はほとんどなく、予測通り腫瘍はあっけなく七海ちゃんの体内から取り除かれました。

　七海ちゃんの術後の経過は順調でした。胸の中に留置していた排液チューブも術後5日目には抜去しました。術後7日目に抜糸を行い、術後11日から抗がん剤投与を開始しました。そして前回と同じように、七海ちゃんの末梢血幹細胞の採取を輸血部で行いました。七海ちゃんの左手の手首の動脈には動脈ラインを入れてあります。ここから七海ちゃんの血液が体の外へ出て機械の中に入って行きます。機械は幹細胞だけを選り分けて、残りの血液はIVHカテーテルを通して七海ちゃんの体の中に戻って行きます。七海ちゃんは3時間くらいの全工程を、ビデオを見ながら過ごしていました。私はただそばについているだけで、時々七海ちゃんをからかったりお母さんと世間話をするだけでした。

　末梢血幹細胞の採取量は、2回の合計が移植に必要な量の2回分にやや欠けるような量でした。このことが後に複雑な影を落とすことになります。しかし、化学療法を繰り返したことで七海ちゃんの骨髄はすでに疲弊していました。これ以上同じことを繰り返すよりも、末梢血幹細胞移植を行い治療に決着をつけるべきです。私は移植の日取りを11月上旬に定め、準備に入りました。

七海ちゃんに対する移植前の治療は、3種類の抗がん剤を用いた超大量化学療法と全身放射線療法です。超大量化学療法を5日間かけて投与し、1日の休みをはさんで全身照射を3日間続けて行う予定です。私は七海ちゃんを個室へ移して厳重管理とし、抗がん剤の投与を始めました。

5日間の超大量化学療法が終わった時点で早くも骨髄にダメージが加わり、七海ちゃんの白血球の数は徐々に下がっています。ここで感染症を起こすと命に関わります。私は手術で使う滅菌シーツに七海ちゃんをくるみ、病棟から放射線治療室に運びました。全身照射は放射線治療室で仰向けになって行われますが、肺と腎臓は鉛で放射線からブロックする予定になっています。肺や腎臓に放射線が当たると命に関わる重篤な臓器障害が急激に発生する危険があるからです。七海ちゃんの体の形に合わせた照射の「型」がありますので、照射中はじっとしていなくてはなりません。体が動くと照射したい部位に放射線がかからず、照射してはいけない部位に放射線が当たってしまうからです。しかし3歳の七海ちゃんを部屋に一人にして、じっとしていてもらうのは不可能です。私はある程度のリスクを覚悟で、軽い麻酔を使って七海ちゃんを眠らせて照射を行いました。

これが3日間続きます。七海ちゃんの体力が見る間に落ちていくのが分かります。全身照射が終了すると、いよいよ七海ちゃんは無菌治療室に入室となります。無菌治療室は母子センターではなく本館にあり、全科が使用する中央システムになっています。

無菌治療室の入り口には消毒液のお風呂があり、まず患者はここで体を洗います。そこから奥へ入ると個室の無菌ユニットが二つあります。無菌ユニットの中は清浄化された空気が満ちており、この空気には一定の圧が加わっていて、ユニット内の空気は常に外へと流れて行きます。また、私たちが無菌ユニットの入り口に立つ時は、エアー・カーテンと呼ばれる空気の流れが、私たちとユニットの間を遮ります。無菌ユニットの中に入る時は、手術の時のように手を消毒して滅菌ガウンを着用します。ユニットの中に持ち込むものはすべて滅菌されており、絵本や玩具のたぐいもすべて消毒しておきます。なお、現在ではこの基準はかなり緩めても安全ということが分かっていますが、当時の無菌管理は非常に厳密でした。

バッグの亀裂

滅菌シーツにくるまれた七海ちゃんは車椅子で無菌治療室まで移動して来ました。看護師が消毒液のお風呂で七海ちゃんの全身を洗ってから、七海ちゃんを無菌ユニットの中に入れます。私はエアー・カーテンの流量を強くして無菌ユニットの中を覗き込みました。

七海ちゃんはベッドの上でぐったりとしています。

（ちょっと待ってて、なっちゃん。すぐに移植しよう）

私は輸血部までの廊下を急ぎました。七海ちゃんの患者番号と保存血液の番号を照合して、液体窒素のタンクを開けました。液体窒素はマイナス196度です。この中に七海ちゃんの幹細胞が凍結保存されているのです。お弁当箱くらいの大きさの保存バッグを液体窒素の中からゆっくりと取り出します。その保存バッグを見て、私は手が止まってしまいました。保存バッグに大きな亀裂が入っていたのです。これからこのバッグをお湯で解凍しなければなりません。そんなことをすれば、幹細胞はお湯の中に溶け出してしまいます。

（どうする？　捨てるか？）

私は迷いました。このバッグを捨てると、残りはバックアップ用のもう一袋だけとなります。そのバックアップ用の袋に入っている幹細胞は必要量をぎりぎり下回っています。その量で移植してもおそらくはうまくいくでしょう。ただ、医療に「おそらく」という判断は禁物です。その上、それを使うと本当にバックアップがなくなってしまいます。いや、そのためのバックアップなのではないか。つまり、今こうして保存バッグに亀裂が入るという不測の事態の時こそバックアップ幹細胞を使うべきではないか。

逡巡《しゅんじゅん》の後、私は、亀裂の入ったバッグで移植することにしました。自分ならこのバッグを何とかできると思ったからです。そのバッグを手にすると、私は急いで無菌治療室に戻りました。手術用の滅菌手袋をつけて、まず、高カロリー輸液に使う点滴バッグの一辺をはさみで切って開き、「袋」を作りました。この「袋」は完全に無菌状態にあります。

次に亀裂の入ったバッグをはさみでばさばさと切り、凍った幹細胞を取り出します。幹細胞を手で握ったことのある医者など世界で私一人かもしれません。少し手が震えます。そして幹細胞を点滴バッグの「袋」の中に入れると、滅菌されたステープラーで「袋」の開いた口を留め、さらに医療用フィルム・テープを貼って完全に密閉したのです。

点滴バッグに入った幹細胞をお湯で溶かし、そのシャーベット状の幹細胞を注射器で吸って、七海ちゃんのいる無菌ユニットに私は近寄りました。お母さんには今日のこれまでの事態をすべて説明してあります。亀裂の入ったバッグを破棄しないですんだことを説明し、私は七海ちゃんのＩＶＨカテーテルからゆっくりと幹細胞を注入しました。幹細胞は七海ちゃんの体内を循環した後、骨髄に生着して白血球や赤血球・血小板を作り出してくれるはずです。

幹細胞を注入している間、七海ちゃんはベッドに横たわり毛布をかぶっていました。注入が進むと無菌ユニットの中は強烈な悪臭が沸き立ちます。これは幹細胞の保存液の臭いです。この臭いに耐えられるお子さんはいません。七海ちゃんも身をよじって泣き出しました。

（ここだけがんばって、なっちゃん。これで必ず元気になるぞ）

私は祈りを込めて注入を続けました。あとは信じて待つだけです。夕方まで無菌治療室で七海ちゃんの容態を見守ってから、私は小児外科病棟に戻りました。騒ぎになったのは夜になってからでした。

輸血部からの報告によると、液体窒素の中で保管されていたバッグの中で、亀裂が入っていたのは七海ちゃんのバッグだけではありませんでした。成人の患者さんの幹細胞のバッグにも亀裂が入っており、その患者さんの血液にはB型肝炎ウイルスが含まれていたのです。七海ちゃんの幹細胞は液体窒素の中でB型肝炎ウイルスに汚染されていた可能性があります。私は、輸血部の部長先生と小児外科のC教授との間を行ったり来たりして、事態の把握とその対策に追われました。バッグに亀裂が入った理由は明らかではありませんでしたが、亀裂の入ったバッグで私が移植をしたことは間違いだったというのが結論でした。あのバッグは捨てるべきだったのです。事故報告書の書類を提出するように私は命ぜられました。そして、肝炎の治療を専門とする内科の医師に今後の指示を仰ぎ、私は無菌治療室に向かいました。

夜遅くに現れた私を見て、お母さんは少し驚いていました。私は詳細に事情を話しました。私の話を聞いてもお母さんに動揺はありませんでした。私は電話の受話器を取るとお父さんに連絡し、同じように詳細に事情を説明しました。そして七海ちゃんがB型肝炎ウイルスに感染する可能性が否定できないことを伝え、その予防のために抗B型肝炎ウイルス抗体を注射することの許可を得ようとしました。また、これは医療事故であるから事務手続きに則ってすべてを明らかにしていくことをお約束しました。

お父さんは私の話を聞いて明らかにいらいらしていました。私に対してではありません。病院のシステムに対してです。

「先生は、幹細胞を無駄にしないで使ってくれた訳ですよね？　先生は七海のためによいことをしてくれたのに、何でそんな事務処理に追われるのですか？　そんなことはどうでもいいですから、先生は七海の治療に集中してください」

「……分かりました。では、抗B型肝炎ウイルス抗体の注射は？」

「やってください。そんなこと、私の許可なんて要りません。先生が七海のためによいことだと思ったら何だってやってください」

私は礼を言って電話を切りました。お母さんは、まるで私とお父さんの会話を聞いていたかのように、「問題ないでしょ？」と言わんばかりに私を見てうなずいています。私は抗B型肝炎ウイルス抗体を七海ちゃんに筋肉注射しました。そして、自分が七海ちゃんのご家族と一緒に病気と闘っていることをあらためて実感しました。私の最大の味方はこのご家族なのでした。こうして慌ただしい一日が終わり、私はその夜、無菌治療室の長椅子で眠りました。

翌日から七海ちゃんの白血球数はあっと言う間に落ちていきました。そしてそれと同時に連日高熱が出るようになります。七海ちゃんはベッドに横たわっているだけで、滅菌した絵本を開くこともありません。全身照射の影響で全身の皮膚が黒っぽくなり顔はむくんでいます。私たちは毎日、七海ちゃんの肺のX線を撮影し、抗生剤や抗真菌剤・免疫グロブリン製剤を投与しました。利尿剤を毎日、定期的に注射することで七海ちゃんはどうにか尿を出すことができます。点滴を十分にしてあげないと尿が出ない反面、点滴が多すぎるとその分、七海ちゃんの体はむくんでいってしまうのでした。高熱を出し、体全体がむくんで肌が黒くなっている七海ちゃんは、毎日ベッドの上に横たわるだけです。滅菌ガウンを着て、同じユニット内で寝泊まりするお母さんの不安はいかばかりでしょうか。私はお母さんを励まします。

「もうちょっとの辛抱です。必ず、白血球は上がります。必ずです」

私は幹細胞移植で失敗をした経験はありません。しかし次回も必ず成功する確信がある訳でもありません。お母さんが我が子の回復を祈っているように、私も毎回祈っているのでした。

1週間をすぎると七海ちゃんの白血球数は少し上昇の気配を見せました。こうなると後は2倍、4倍にと白血球は上昇していきます。熱も下がりむくみもとれ、七海ちゃんはベッド上に起き上がるようになりました。無菌治療室で七海ちゃんは4歳になりました。ようやくお母さんの顔に笑顔が見られました。うれしいのは私も同様でした。

移植が終わって14日目、七海ちゃんは小児外科病棟に戻りました。徐々に七海ちゃんの体力が回復していきます。しかしその歩みは本当に一歩一歩という感じでした。血小板輸血が要らなくなった後も、私たちは慎重に七海ちゃんの経過を見守りました。結局、退院は翌2001年の2月になりました。ちょうど1年間の闘病を経て七海ちゃんは退院することが決まったのです。

退院の頃の七海ちゃんは、リスザルの愛らしさはそのままでしたが、幼いなりに内面に一本芯が通ったように落ち着きのある表情も見せるようになっていました。つらい化学療法に泣き言や弱音を吐かず、自由が制限されたスペースで自分なりに目一杯遊ぶことを通して、内面が成熟したように私には感じられました。

3 何かを得て、何かを失う

最年少の患者

七海ちゃんとお母さんは1ヵ月に1回、私の外来に通うことになりました。移植の後、すぐには体力が回復しなかった七海ちゃんが、どんどん元気を取り戻していくのが分かります。自宅に帰って家族や友達と遊ぶことが七海ちゃんにエネルギーを与えているのでしょうか。ご両親にも明るい笑顔が見られるようになり、すべてがうまくいき一家は幸せを手にしていました。ただ、ご両親の喜び方は決して手放しではありませんでした。神経芽腫という病気には再発のリスクがあり、一度再発するとその予後は極めて厳しいことを二人はきちんと理解していました。ですから、なおのこと七海ちゃんの一家は一日一日を大事にしているように見えました。

また、退院の日の面談で、病気の早期発見が遅れたA病院に対する強いわだかまりが、治療が終わった今でもいささかも衰えていないことを私は知りました。七海ちゃんのご両親は、私のことは信頼しているかもしれない、でも、医療というものに対する根源的な疑問を持ち続けているのではないかと感じられました。しかし七海ちゃんの経過さえよければ、すべては洗い流されるはずです。七海ちゃんの笑顔は、お父さんやお母さんそして私たちみんなを明るくしていました。私は1ヵ月に1回、七海ちゃんに会える外来の日が楽しみでした。

ご両親の笑顔が暗転したのは退院から1年半ほど経った2002年の9月でした。血液中の腫瘍マーカーが上昇し始めたため、私は緊急でX線CTとMIBGスキャンを行いました。CTのモニター画面を見て、私は鉛でも飲み込んだような重い気持ちになりました。お腹の中の3個のリンパ節に腫瘍が転移していたのです。再発の可能性があることは何度もご両親に説明していましたが、七海ちゃんはこのままうまくいくのではないかという期待が私にはありました。しかしその期待はもろくも崩れ去り、選ぶ言葉もない状態で私はご両親と面談することになりました。

ご両親は意外なほど冷静でした。もちろん内心は冷静ではないでしょう。ただ、感情に任せて取り乱す時間があるくらいならば、いかに質の高い治療を七海ちゃんに行うかを考えるべきと判断したのではないでしょうか。末梢血幹細胞移植を終えた後の骨髄機能は非常に弱っている場合が多く、以前のような強力な化学療法に耐えられるかどうかはやってみなければ分かりません。やったところで、その薬が効かなかったからこそ再発した訳ですから、同じ治療の繰り返しに意味があるかどうかは大変難しい判断といえます。

私たちは話し合いを重ねて、最終的に放射線治療を選択しました。通常の放射線治療ではなく、放射線医学総合研究所でしかできない重粒子線治療です。私は七海ちゃんの画像データをすべて揃えて放射線医学総合研究所に出向き、治療医のH先生に病状の詳細を伝え照射をお願いしました。七海ちゃんはわずか5歳です。こんな小さいお子さんが重粒子線治療を受けた例は世界で一人もありません。H先生は、医学的には照射は可能であるが、現実問題として5歳の子どもが長時間じっとできるかどうかを大変心配しました。

「できます。この子はできるんです。5歳なんですけど、この子は大人と同じなんです」

私は確信を持って断言し、H先生を説得しました。こうして七海ちゃんの放射線医学総合研究所への入院が決まったのです。

大学病院から車で30分ほどの放射線医学総合研究所へ毎週私は通いました。重粒子線治療が始まるまでの準備の工程は、子どもにとって想像以上の大変な負担であることが、実際を目の当たりにすると分かりました。まず、型取りです。七海ちゃんは固定用のベッドに仰向けに寝かされます。背中のベッドが七海ちゃんの体の形に合うように型取りされます。次はお腹の方から七海ちゃんを固定するプラスチック・シートがかぶされて、これもシートが固まるまで七海ちゃんはじっとしていなくてはいけません。ようやく型取りが終わると30分が経過していました。しかしこれで終わりではありません。次はうつ伏せで同じことが繰り返されます。この日は合計1時間、七海ちゃんは体の動きを止めていたことになります。

数日後には、ＣＴのシミュレーションが行われました。固定具の中に収まった七海ちゃんに対してＸ線ＣＴを撮影していきます。通常の検査用のＣＴは1分くらいで終わります。しかしこの日のＣＴは1時間を要しました。七海ちゃんが息を吸った時と、吐いた時のＣＴを1枚ずつ撮影していくのです。体の中の臓器は呼気の時と吸気の時で位置が変わります。重粒子線治療はピンポイントで目的の場所に重イオン線を当てますから、数㎜でもずれが出てはいけません。場合によっては標的に隣接する腸に穴が開いてしまうかもしれません。ですから呼気と吸気のそれぞれ体の中の状態をＣＴで撮影し、呼吸に合わせて重粒子が当てられるようにコンピューターで計算をするのです。この日も七海ちゃんはぐずることなく、固定マットで固定されたまま1時間、ＣＴの検査台の上で最後までがんばり通しました。

最後の準備はリハーサルです。実際の照射は数分くらいで終わってしまうのですが、リハーサルはまた別です。リハーサル室に入った七海ちゃんは1時間以上も出て来ません。体の位置を固定して照射のシミュレーションを行い、先日のCTの画像とのずれを補正します。この日も七海ちゃんはベッドの上でじっとしていました。七海ちゃんは自分が置かれている状況が分かっているのではないかと私には思えてなりませんでした。

H先生をはじめとするスタッフたちは、七海ちゃんのがんばりがとても信じられないといったふうでした。こんな5歳がいるんだと誰かがつぶやきました。それはそうでしょう。七海ちゃんは世界最年少の重粒子線治療の患者なのですから。リハーサルが無事に終了して部屋から出て来ると、七海ちゃんは弾けるような笑顔になりました。

七海ちゃんの重粒子線治療は順調に進みました。治療は私の手を離れていますから、私にできることは七海ちゃんを応援することだけです。私が応援するよりも、同年齢の私の娘が応援する方が七海ちゃんも喜ぶでしょう。そこで、〝ブーブー・メッセンジャー〟という、声を録音できる豚の形をしたおもちゃで、娘・春瑠から七海ちゃんにエールを送ることにしました。私は文字通りメッセンジャーとなって放射線医学総合研究所に通いました。メッセージはお互いに20秒程度。「好きな食べ物はなーに?」「ラーメンだよ!」といった他愛もないものでしたが、二人とも〝ブーブー・メッセンジャー〟が届くのをとても楽しみにしていました。七海ちゃんと娘の声のやりとりはこの後もしばらく続きます。

楽しい時間が長くなるように

重粒子線治療が終了して、七海ちゃんの転移性リンパ節はじわじわと縮小し始めました。問題はこの後にどういった治療を行うかです。強力な治療を行って再発腫瘍にとどめを打つべきだと私は考えました。せっかく重粒子線治療がここまで効いたのです。これは千載一遇のチャンスかもしれません。しかしご両親の意見は違っていました。感染症や血小板低下を招くような過激な抗がん剤投与はもうやりたくないと言うのです。そういった治療で七海ちゃんを完全な治癒に導くことができるとは思っていなかったのです。

お父さんの意見ははっきりしていました。痛みのない治療、心にストレスを与えない治療、そして命が少しでも長くなって、楽しい時間が少しでも多く過ごせる、そんな治療を七海に行いたいと。

私は深く考え込んでしまいました。お父さんのおっしゃる通りだ。しかし本当にそれでよいのか。ここで強力な化学療法を行えば、その間はつらいかもしれないけど、その後に何十年という人生が待っているかもしれない。私はご両親と何度も話し合いを重ねました。結局、私が言った言葉がご両親に重くのしかかっているということが分かりました。神経芽腫は再発するとその予後は非常に厳しいと、私はこれまでに何度も言ってきたのです。私は自分の言葉に反して、世の中には絶対などというものはないという気持ちになっていました。私はこれまでに、多くの末期がんの子どものご両親に、子どもの死を受容するように説得してきました。そんな時、ご両親は奇跡にすがろうとします。私の役割は、この世に奇跡は存在しないということをご両親に教え諭すことだったかもしれません。七海ちゃんのご両親に強力な化学療法の意義を否定されて、私はこれまでの自分の在り方が強烈なしっぺ返しを受けたような気持ちになりました。

子どもに対する医療がどうあるべきか、それを決めるのは医師か親か、私とお父さんの間でまた議論になりました。

「お父さん、僕に任せてください。自分で決めるのはつらいですよ。うまくいかなかったら、必ず自分を責める。生涯責めるかもしれない。僕が決めますから、うまくいかなかったら生涯、僕を恨んでください。その方が絶対にいい」

お父さんは首を横に振りました。

この時から七海ちゃんの一家は自分たちの足で歩いていくということを明確に意識し始めたように思えます。私たちの結論は、イリノテカンという抗がん剤の臨床試験に参加することでした。臨床試験とは、新しく開発された薬剤の安全性や有効性を人間の体を使って調べる試験のことです。年末に1回だけA1プロトコールを挟むと、イリノテカンを入手して２００３年の新年に私は２コースの化学療法を行いました。副作用はほとんどなく、画像上、腫瘍は完全に消えていました。ここですべての治療を終了し、２００３年３月に七海ちゃんは退院しました。６歳になっていた七海ちゃんは４月に小学校に入学しました。

何か一つを得るということは、何か一つを失うということです。少しでも長く命を長らえようと思えば、強力な抗がん剤の投与を受けて楽しい時間を失うということです。何かを得て、何かを失う。最終的に子どもにとって何が最も得るものが多いのか。それを決めるのは私ではありませんでした。小学校に入学して2ヵ月、再び七海ちゃんのお腹の中に転移性リンパ節が現れました。七海ちゃんと春瑠の間の〝ブーブー・メッセンジャー〟はここで途切れました。

4 家に帰ろう

ピンク色の人魚姫

我が子の死を受容した、ということではまったくありません。七海ちゃんのご両親は「楽しい時間が少しでも長くなる治療」を懸命に探しました。MIBG療法というものがあります。神経芽腫の転移の検査に使うMIBGを、治療に使うのです。MIBGは神経芽腫に集まりますから、MIBGにくっつけておく放射線のエネルギーを強くすれば、その放射線の力で神経芽腫をやっつけることができるという理屈です。ヨーロッパでは比較的盛んに行われており、神経芽腫を完全に治癒させる力はないけれども、縮小させる効果はあるとされています。

七海ちゃんのご両親は自分たちでMIBG療法を勉強してヨーロッパに連絡を取りました。そして七海ちゃんの受け入れの許可まで得たのでした。私は正直、ご両親の行動力に驚きました。私はヨーロッパの医師に連絡を取り、これまでの七海ちゃんの治療経過をすべて説明しました。ところが意外な知らせがご両親からもたらされました。日本の北陸地方のある病院でMIBG治療ができるというのです。かつて一人だけ神経芽腫のお子さんを治療したとのことです。ヨーロッパまで行く七海ちゃんの体力の問題を考えるとほっとすると同時に、ご家族に適切な情報を提供できなかったことに対して私は非常に申し訳ない気持ちになりました。

七海ちゃんとお母さんは北陸へと旅立ちました。その後の経過は定期的にご両親から教えてもらいました。しかし、もはや七海ちゃんのご家族は私をまったく頼っていないことは明らかでした。夏から秋にかけてMIBG療法が2回行われました。そして7歳になった冬、七海ちゃんの残り時間は少しずつ少なくなっていました。何かを得るたびに何かを失う毎日の中で、ご家族は次々に選択を迫られます。七海ちゃんのご両親の最後の選択は、七海ちゃんの最期を自宅で看取ることでした。

私に手伝えることはほとんど何も残っていませんでした。七海ちゃんのご両親はすべて自分たちでやっています。私はここから先の七海ちゃんの様子がどうだったかは自分の目で見てはいません。ご両親は七海ちゃんの部屋をすべてピンク色で装飾し、七海ちゃんの大好きな人魚姫アリエルのグッズで部屋を一杯にしたといいます。それはまるで七海ちゃん自身がアリエルのようだったのではないでしょうか。

ある日、私は七海ちゃんの受け持ち病棟看護師に、七海ちゃんの自宅での様子を尋ねました。彼女は時々七海ちゃんの家を訪問して看護の手伝いをしていたのです。彼女の話によれば、先日七海ちゃんとしばらく遊んだ後、七海ちゃんが目をつぶってじっとしていたそうです。お母さんが、せっかくだから目を開けてもっと遊ぶように促したところ、七海ちゃんがこう言ったそうです。

「今までの楽しかったことを目にコピーしてるんだ」と。

コピーが終わった後の七海ちゃんの表情はとても毅然《きぜん》としていたそうです。私はそれを聞いて、７歳の子どもが死を意識しているのだと感じました。

２００４年１月７日。七海ちゃんは天国へ旅立ちました。私が初めて七海ちゃんに出会ってから、ちょうど４年が経過していました。そしてその数日後、葬儀をすませたご両親が私に会いにお見えになりました。

永遠の家族

完璧な死だったと、お母さんは涙をぽろぽろとこぼしながら言いました。最期の瞬間はお母さんの腕に抱かれたまま、お父さんと二人のお兄ちゃんが見守る中、逝ったといいます。その後で、今度はお父さんに抱かれたそうです。そして気の済むまで家族全員で泣いたのだそうです。ご両親には最後の仕事が残っていました。二人は七海ちゃんと一緒にお風呂に入って、七海ちゃんの体を洗ってあげたといいます。痛みのない安らかな最期を迎え、七海ちゃんは天国に逝きました。

確かにその通りです。七海ちゃんはターミナルを迎えても鎮痛剤をほんのわずかしか使っていません。これは私の知っている常識からはかけ離れた量の少なさです。家にいることで七海ちゃんは不安や恐怖から解放されて痛みに対する感覚が和らいだのでしょう。私たち医療者にできないことを七海ちゃんのご家族は実現していたのです。

七海ちゃんの最期の瞬間を見て、お母さんは思ったそうです。

「この世での七海の命の灯は消えても、七海は永遠に私たちの家族であることには変わりない」と。

私はその言葉を聞いて、七海ちゃんの最期の瞬間を家族全員で迎えることで、家族五人は一つになったのだと思いました。家族にとって一番つらく悲しいできごとを乗り越えるために、これはどうしても必要なことだったのでしょう。家族の絆と情愛の深さでこの悲しみに向かっていかねばならなかったのです。五人が一つになった七海ちゃんの家族は、これからも五人でずっと生きていくのでしょう。死は何かの終わりではありません。その瞬間、何かが断絶する訳ではありません。それまでの家族の歴史はそのまま未来へと向かって行くはずです。

何かが終わる死というものは、存在しないのではないか。

私はそう思いました。80年の人生があれば7年の人生もあります。しかし、時間の長さにどういう意味があるのかを決めるのはそのご家族です。短いことは可哀想なことではありません。現に七海ちゃんは、ご両親からの情愛を浴びるように受けて、幸せな7年間を生き抜いています。7年で命が終わったのではありません。7年間の輝くような人生を駆け抜けたのです。

お父さんともお話をしました。お父さんの顔つきは一変していました。憑き物が落ちたようなという表現は適当でしょうか。私は今までにこのような表情をした人間に会ったことがありません。泣いているような、微笑んでいるような、柔らかい表情でした。お父さんは誰も責めていませんでした。すべてを許す境地になったと言います。これは娘を失った人間の顔ではありません。一生を全うした我が子を見送った親の目です。満足していると言ったら言いすぎでしょう。しかしそこには、私の心が囚《とら》われ続けた痛みとか恐怖とか敗北はありませんでした。

これまで看取った子どもたちの顔を、私は次々と思い出していました。私の記憶は死の蓄積と思い込んでいましたが、それが間違いであることに気づかされました。今でも一人一人の子どもたちを鮮明に憶えているのは、あの子たちが短い時間を精一杯生き抜いたからです。私の体験が生の蓄積であることが分かった時、私は何かから解き放たれたような気がしました。

第六章　不安と祈りの中で

1　完璧な術中照射

泣き笑いのお母さん

２００１年の秋、魁斗《かいと》君（４歳）の治療は大詰めを迎えていました。その年の１月に入院してきた魁斗君の病気は右副腎原発の神経芽腫でした。診断がついた時には全身の骨に腫瘍がすでに転移していて、病期４の状態にありました。開腹生検の後にＡ３プロトコールを開始しましたが、当初は抗がん剤が効果を示さず先行きが非常に心配されました。ところが３回目の化学療法から骨転移がどんどん消え始め、原発巣も手術で摘出できるくらいまで縮小してきていました。末梢血幹細胞の採取も終わっています。７回の化学療法が終わった時点で撮影したＣＴのフィルムとＭＩＢＧスキャンの画像を見ながら、私たちは手術を行うかどうかを検討していました。

骨転移はほぼ消失していると言っていい状態でした。入院時には左目の奥に腫瘍が転移していましたが、それも消失しています。右副腎の原発腫瘍も腹部大動脈や下大静脈に接していますが、血管を巻き込んではいません。手術のタイミングとしては申し分ないでしょう。私たちは手術を決意しました。術式は、右副腎腫瘍摘出術と術中照射です。私は手術部と放射線部に足を運び、術中照射の打ち合わせを念入りに行いました。

手術の1週間前に魁斗君のご両親と面談して、手術と術中照射について説明することにしました。手術の術式とその合併症の危険性について細かく説明した後、私は術中照射の説明を始めました。

「術中照射はとても手のかかる治療ですが、魁斗君にとっては利点がたくさんあります」

ご両親は所々でうなずきながら、硬い表情で私の話に聞き入っています。お母さんは手術の話を始めた時から目に涙をためています。いつでも笑顔の魁斗君のお母さんは、同時にいつでも泣いてしまうお母さんでもありました。

「腫瘍を取り切った後で、魁斗君のお腹の中に大人の拳くらいの大きさの筒を入れます。そうすると、まさにその筒の形の所だけに放射線が当たるんです。筒を入れる時に腸を横にどかしますから、腸には被曝しません。腫瘍を取り除いた場所に目に見えないようながん細胞が残っていても、放射線ですべて消えてしまう訳です」

私の説明は続きます。

「放射線の量は12Gy《グレイ》です。これを数分の間にかけてしまいます。もし術中照射を行わないで術後に外部照射をすると、同じ効果を得るためには24Gyが必要になります。もちろん1日ではできません。1日に1・5Gyずつ照射しても3週間かかります。この間、化学療法はできませんから転移巣が再発してくる心配があります。ですから術中照射の利点は、効果のよさと治療にかかる時間の短さの二つということになります」

期待と不安の両方の気持ちがない交ぜになっているのでしょうか。お母さんの目からは涙がぽろぽろと流れ落ちてきます。

「手術は来週の水曜日です。何か聞いておきたいことはありますか?」

お母さんがご主人と顔を見合わせた後、口を開きました。

「先生を信じてますから、とにかく魁斗のことをお願いします」

「うん、魁斗君には半日だけ精一杯がんばってもらいましょう。この日を無事に乗り切れば治療は大きな山を一つ越えたことになります。お母さん、大丈夫ですか? ちょっと泣きすぎですよ」

お母さんは涙を拭きながら笑顔になりました。手術前の面談というのはいつも張りつめたような緊張感に包まれますが、お母さんが笑顔を見せたことでようやくその場の空気が緩みました。ご両親の柔らかい表情を見て、私は雑談を始めました。

「子どもに対する術中照射っていうのは、千葉大小児外科が世界で最初に始めたんですよ。もう20年以上も前ですね。先代のA教授と今のC教授が二人で開発したんです。二人は元々、成人の外科の出身だから、大人の術中照射を子どもに応用したんですね。でも、本当に世界で最初かどうかよく分からなくて、他の施設の先生も自分が最初とか言うんです。よくあるんですよ、この業界では、そういうことって」

「よくあるんですか？」

とお母さんが目を丸くしています。

「よくあるんです。でも、そんなこと、どうでもいいんですね。要は子どもが治ればいいんです。関係ないでしょ？　誰が世界で一番最初かなんて」

「はい。手術は、先生が執刀してくれるんですよね？」

お母さんが尋ねます。私はお母さんの目を見据えてうなずきました。そして面談を終えると、ご両親と一緒に病棟に上がり、３０１号室の魁斗君のベッドサイドに立ち寄りました。

〝クマの魁斗君〟

「偉いね、魁斗。一人で留守番して」

私がそう声をかけると、魁斗君は照れ笑いを浮かべました。表情の柔らかい子です。おとなしいという訳ではありませんが、４歳という年齢の割には落ち着きとか余裕といったものを感じさせます。入院の時からずっと、ぼろぼろのクマのぬいぐるみを自宅から持ち込んでいますが、魁斗君自身が子グマのようなイメージでした。私は心の中で彼を、〝クマの魁斗君〟と呼んでいました。

そして1週間後、中央手術部の手術室12番で私はメスを握っていました。

全身麻酔がかかって仰向けに横たわる魁斗君のお腹には、9ヵ月前に開腹生検を行った時の手術創があります。正中よりも右寄りで、肋骨のすぐ下から下腹部までの1本の太い傷です。ペンを握るような持ち方でメスを手にすると、私は前回の傷にそって上から下まで一気に皮膚を切開しました。コッヘル鉗子で出血を止めて、電気メスで筋肉を切開します。現れた腹膜をペアン鉗子でつまみ、メスで腹膜を開きます。腸をよけるとお腹の奥に後腹膜があります。これをはさみで切り開いていくと、腫瘍が右の腎臓の上に見えます。大きさは大人の拳くらい。暗い色で、青黒いようにも赤黒いようにも見えます。腫瘍の表面には無数の毛細血管が這《は》っています。

私は腫瘍の外側の「へり」に向かって剥離鉗子を進めました。腫瘍に流入する血管を1本ずつ縛って、長細いはさみで切っていきます。これを何度も何度も丹念に繰り返します。やがて外側から徐々に腫瘍が持ち上がり、手術が始まって1時間ほどすると腫瘍の裏側に私の左手の人差し指が入りました。

（よし、大丈夫だ）

私は心の中でつぶやきました。

丸めた紙が机の上に放り出されていれば、これを摑《つか》むことは誰にでも簡単なことでしょう。しかしこの紙が机にぴっちりと接着剤でくっついていたらどうでしょう？　この紙を剝がすためにはとっかかりが必要です。どこかで1ヵ所とっかかりを作って紙の裏側に手が入ってしまえば、それはもう剝がれたも同然です。腫瘍の摘出も同じことです。

原発腫瘍の剝離が進むと、私は麻酔科の医師と手術部の看護師に、

「あと1時間くらいです」

と大きな声で告げました。

手術部から放射線部に電話連絡が行き、術中照射の準備が始まります。麻酔科の医師も二人、三人と手術室に集まってきます。もちろん、私たち小児外科の医師は全員が手術室に集まっています。

原発腫瘍に連なったリンパ節も合わせて摘出し、手術開始から3時間で魁斗君の腫瘍はすべて取り除かれました。魁斗君の腹膜と筋肉をまとめておおざっぱに鉗子で挟み、皮膚の表面に大きなフィルム・テープを貼って魁斗君のお腹を「仮閉じ」し、手術を一度終了しました。

「こちらは終了です」

私は麻酔科医に声をかけました。麻酔科医は大きくうなずくと、魁斗君に麻酔剤と筋弛緩剤を注射します。手術室の中では魁斗君は麻酔ガスを吸って眠っていますが、移動中に

これはできません。移動の最中に麻酔から覚めるようなことがあれば、大変な事態になります。魁斗君に取り付けられていた人工呼吸器が外されて、麻酔科医はジャクソン・リース回路を使って自分の手で酸素バッグを押し始めました。

この間、麻酔科医の第一陣が放射線治療室へ一足先に出発しました。彼らは大きな麻酔カートを押して行きます。この小型冷蔵庫ほどの大きさのカートの中には万が一に備えて、麻酔に必要なすべての薬剤や予備の気管内挿管チューブなどが入っています。

手術台の隣に移動用ストレッチャーが並べられました。私は手術着を着たまま、両腕を交差させて反対側のわきの下に手を差し入れて手袋の清潔を保っています。魁斗君には手を出せないので、手術室の隅でみんなの動きを見守っているだけです。何人もの医師や看護師が魁斗君を取り囲むと、声を合わせて魁斗君をストレッチャーに乗せ替えます。

魁斗君にはＩＶＨラインに点滴が1本、右手に輸血用の点滴が1本、左手に動脈ラインが1本入っています。胸には心拍モニター、左人差し指には酸素飽和度モニターがついています。ストレッチャーの周囲はスパゲッティー状態です。

「じゃあ、行きましょう」

麻酔科医の合図で、魁斗君を取り囲んだ集団はのろのろと動き始めました。ストレッチャーを押す医師・酸素ボンベを押す医師・点滴台を押す医師・モニターを押す医師、スタッフたちは二人三脚ならぬ大集団の団子状態で手術室の出口まで進みました。

私たち執刀医は、手術用のサンダルの上からすっぽりと足から膝までを覆ってしまう医療用の紙の袋をはかせてもらい、この大集団の後について行きました。

手術室の扉が開くとそこはエレベーター・ホールです。小児外科の若手医師が事前にエレベーターを止めて待っています。ホールには大勢の患者さんや他科の医師たちがいましたが、私たちの姿を見ると人の群れに裂け目ができて、エレベーターまで一直線に道ができました。ざわざわしていたエレベーター・ホールは静まり返り、魁斗君の心拍のモニターの音だけが聞こえます。

ジャクソン・リース回路で酸素バッグを押している麻酔科医一人と、私を含めた執刀医三人が、魁斗君のストレッチャーと一緒にエレベーターに乗り込みます。後の全員は脱兎《だっと》のごとく階段へ走って行きます。

エレベーターは3階から、放射線治療室のある地下1階へ降りました。扉が開くと全員が待ち構えています。地下1階のエレベーター・ホールから照射室までの数十メートルをストレッチャーが移動します。廊下の患者さんたちは、こちらから声をかけなくてもみなさんが道を開けてくれます。私たちは照射室に入りました。

魁斗君はストレッチャーから照射台の上に移されました。お腹の傷を覆っているフィルム・テープを剝がし、若手医師が消毒液で魁斗君の腹部全体を消毒していきます。私は魁斗君のかたわらに立つと、滅菌された布で魁斗君を覆って手術創だけを露出しました。腹膜を「仮閉じ」している鉗子を外し、両手を手術創の中に入れて大きくお腹を開きます。お腹の中に滅菌タオルを詰め込んで腸をよけ、お腹の中の一番奥深くに視野を作ります。

腫瘍があった場所はどれくらいの大きさか。私は目を凝らしました。放射線照射室には手術室のように無影灯などはありませんから、お腹の奥は暗くてよく見えません。その代わり懐中電灯が何台も用意してあってみんなが一斉に照らしてくれます。私は5種類用意した筒のうち、直径6㎝の円形の筒を選んでお腹の奥に差し込みました。視野の妨げになる腸は鉛のへらで押さえます。

「では、お願いします」

私は放射線部のベテランの技師さんに声をかけました。技師さんが巧みにリモコンを操作すると、天井の巨大な照射筒が徐々に降りて来て、魁斗君のお腹に差し込んだ筒に近づきます。

「ちょっと右、ちょっと左、少し上にあおって……そのまま、そのまま、ゆっくり、ゆっくり」

私は細かく指示を出します。操作のミスは大きな事故につながります。

「そう、そう、そのまま真っすぐ」

照射筒とお腹の筒がドッキングしました。

「よし、こっちはＯＫ」

私がそう言うと、麻酔科チームはジャクソン・リース回路を人工呼吸器につなげました。ここでもう一度、筋弛緩剤をうちます。魁斗君の心拍数と呼吸数、そして酸素飽和度が表示されているモニター画面の前にテレビカメラをセットします。

「こっちもOKです」

麻酔科医が合図します。私はそれを聞いて全員に声をかけました。

「じゃあ、みんな出ましょう」

私たち医師や看護師、総勢で20名くらいのスタッフは全員が照射室の外へ出ました。私は両手をわきの下に挟んだスタイルで歩を進め、最後に部屋を出ました。分厚い扉がゆっくりと閉まって、魁斗君は眠ったまま照射室に一人になりました。

(がんばれ、魁斗)

私は心の中で応援の声を上げました。

X線操作室に入ると複数のテレビモニターに、魁斗君の全身の姿や、心拍数を表示しているモニター画面が映っています。

「じゃあ、12Gy」

私は技師さんに声をかけました。機械がブーンという音を立て始めます。

(早く、早く!)

照射は数分で終了することは分かっています。しかし毎回私はこの時間をとても長く感じてしまうのです。操作盤上のいくつものデジタルの数字がくるくると変わっていきます。

「終わりです！」

技師さんの声で私たちは一斉に動き始めました。大扉を開いて照射室に入ると、微動だにしない魁斗君の姿がそこにありました。照射は完璧でした。魁斗君のお腹から筒を取り出し腸を元の位置に収めると、私はもう一度お腹を「仮閉じ」してみんなに言いました。

「オペ室に帰りましょう」

2 尽きない不安

1週間ごとの通院

手術は無事に終わり、その後、魁斗君には化学療法が4回行われました。ＣＴやＭＩＢＧスキャンを行っても魁斗君の体の中には腫瘍の痕跡は一切見られません。血液や尿の腫瘍マーカーも正常です。いよいよ末梢血幹細胞移植をする時が来ました。

超大量化学療法と全身放射線療法を受けた後、２００２年の3月に魁斗君は無菌治療室で末梢血幹細胞移植を受けました。ベッドの上でぐったりしていた魁斗君も、白血球の上昇とともに少しずつ元気を回復していきました。移植後10日で魁斗君は小児外科病棟に戻りましたが、血小板の上昇には時間がかかり、輸血が完全に不要になったのは移植後１ヵ月をすぎていました。

そこから先も魁斗君の退院には時間がかかりました。自分の力で水分や栄養をとり、感染症に対する抵抗力がついて、自力で生活ができると私たちが確信したのは梅雨の頃でした。1年5ヵ月の闘病を終え、病院で5歳になった魁斗君は退院することになりました。

化学療法と化学療法の合間に魁斗君はこれまでに何度も外泊しています。しかし退院となると、ご両親にはまた違った不安が湧いてきます。日常生活の注意点を一つ一つ私は説明しました。退院後も3ヵ月間くらいは体力や免疫力は十分ではありません。感染症を予防する内服薬も飲み続ける必要があります。食べ物にも制限があります。こういった様々な制限は、退院後3ヵ月から6ヵ月の間で徐々に解除していく予定です。退院して6ヵ月もすれば、普通のお子さんと同じように生活ができるようになります。

お母さんは質問事項を手帳にいっぱい書いて来ていました。私はその質問に一つずつ答えながら、迷ったり困ったりしたらすぐに病棟に電話するように言いました。その日もお母さんは目に涙を一杯にためていました。退院する喜びと同時に、自分たちの力で自宅で生活していく不安があるのでしょう。また、退院するということは、同時に治療を止めるということでもあります。もし体の中にがん細胞が残っていれば、病気の再発という最悪の事態を招くことになります。お母さんの心配は尽きることがありません。

「お母さん、1週間後、僕の外来に来てください。ちょっと遠くて大変ですけど、最初は

1週間ごとに来てください」

魁斗君の自宅は隣の県にあります。

「また、たくさん、お話ししましょう。最初は不安でも魁斗君に体力がついてくると、お母さんもだんだん自信が湧いてきますよ」

「先生、遠いのは関係ありませんから、毎週でも必ず来ます」

お母さんはそう言って、涙をこぼしながら笑顔で小児外科病棟を後にしました。大きなマスクを顔につけて、魁斗君はクマのぬいぐるみを抱えて廊下を歩いて行きます。魁斗君一家が大きな荷物を台車に積み込んで母子センターから駐車場へ向かっている姿を見ているうちに、私はしだいに複雑な気持ちになっていました。

「病気はもう治りましたよ、もう外来に来なくていいですよ」

そう言えたら、ご家族はどれほど喜ぶでしょう。しかし実際は、治療はすべて終了しておきながら毎週通院するように指示しているのです。これではご家族の不安が消える訳はありません。私としては、手術も化学療法も放射線療法も完璧に行うことができたと思っています。今から振り返ってみても、治療で欠けている部分は何もありません。ところが十分な治療をしたはずなのに、私には重い気持ちが残りました。

1週間後、私の外来に魁斗君とお母さんが見えました。お母さんはうれしそうに「先生！」と1週間ぶりの再会を喜んでいます。魁斗君は照れたように笑っています。この1

週間、何か重く垂れ込めていたような私の気持ちは、魁斗君親子の笑顔で一気に晴れた気がしました。私は、ＩＶＨカテーテルを抜いた魁斗君の胸の傷の抜糸をして、魁斗君の肘の皮膚に直接針を刺して採血を行いました。これからはＩＶＨカテーテルからの逆流採血はありません。ずっとこのように直接皮膚に針を刺して採血するはずです。この状況がいつまでも続けばいいと私は思いました。

その後も外来で会うたびに、魁斗君はどんどん血色もよくなり頬もふっくらしていきました。自宅に帰ったことで魁斗君は急激に体力を回復しているように見えます。私は魁斗君の元気な姿に安堵して、１週おきの外来をやがて２週おきに延ばしました。

医療は祈り

外来では毎回血液を採取して、腫瘍マーカーの値と全身の臓器の働きを調べます。もし腫瘍が再発すれば、血液や尿の中の腫瘍マーカーが上昇してくるはずです。お腹の中の超音波検査も毎回行います。お母さんにとって毎回の受診が不安と安堵の繰り返しでした。腫瘍マーカーの値がわずかでも上昇すれば不安になり、その後の再検査で下がっていれば安堵します。この間の２週間はお母さんにとって不安の毎日です。お母さんには一喜一憂しないように言いますが、実は私も心の中で一喜一憂しているのです。

２週間隔の外来を１ヵ月間隔に延ばす時に、お母さんはちょっと躊躇しました。

「先生、大丈夫でしょうか？　そんなに間があくと心配で……」

「うん、お母さんの気持ちは分かるけど、いつかは必ず間隔をあけていくんだから、今がその時期と思いますよ」

「でも、その間に何かあったら……」

「そうだね、心配だね。でもね、信じるしかないんだよ」

「信じるしか……」

「そう。これからずっと毎日を心配のままに過ごしていく？」

「それは……」

「医療は、最後は祈りなんです。医者は、自分の持ってる精一杯の力で神様の領域に近づくんですけど、それ以上はできないっていう限界があるんです。そこまでやったら、後は医者も祈るだけなんです。魁斗君の治療はできる限りのことをやってますから、後は信じましょう」


お母さんはそこで大きくうなずいて、魁斗君の外来通院は1ヵ月に1回になりました。その代わり、ＭＩＢＧスキャンは3ヵ月に1回撮影することにしました。ＭＩＢＧスキャンは神経芽腫の再発を診断する最も感度の高い検査です。腫瘍マーカーが上昇しない早期の再発でも、ＭＩＢＧで診断がつくことがあるのです。退院から半年が経過した２００２年の冬、魁斗君の日常生活の制限を解除することにしました。魁斗君は6歳になっていました。

２００３年の春、魁斗君は小学校に入学しました。1ヵ月に1回、外来に通って来る魁斗君を見ていると、身長も体重も徐々に増えていく様子がよく分かります。着実に成長していく魁斗君の姿は、私には喜びであり希望でした。神経芽腫という病気が克服できれば、それはご家族だけでなく、治療を行った私たちにとっても大きな喜びです。また、一人でも多くのお子さんが助かることが、これから治療を受ける子どもたちの希望になるのです。

毎回の採血の中で時々腫瘍マーカーの値が不安定になることはありましたが、魁斗君の経過はおおむね順調と言えました。しかし退院から1年をすぎた頃に、お母さんはむしろ不安な気持ちが頭をもたげてきたと言います。同じ病気のお子さんが、退院して1年後に再発したことがあったことを、お母さんは聞いて知っていたからです。また、1ヵ月に1回の外来通院もお母さんにはやはり不安を与えました。そして嫌な予感は少しずつ形となって現れていきます。血液検査の腫瘍マーカーの値が徐々にではありましたが、上昇傾向を見せ始めたのです。不安な気持ちのままに1ヵ月後の次回の外来を待つべきではありません。私は急きょＭＩＢＧスキャンの予定を組みました。退院から1年半後の２００３年の9月のことです。

その日、魁斗君は検査室のベッドに横たわっていました。前日にＭＩＢＧの注射を受けて、1日経った今日は撮影の日になっていました。魁斗君の頭の上には、体よりも大きいカメラが静止しています。検査台のすぐ隣にはモニターが置かれており、そこに魁斗君の全身像が細かい黒い点々で浮かび上がっています。もし神経芽腫が再発していると、MIBGは腫瘍に取り込まれますので、黒い点々が大きなかたまりとなって現れます。私とお母さんはモニター画面に目を凝らしていました。撮影が進むと黒い点々が徐々に積み重なっていき、魁斗君の全身像が明瞭になっていきます。

時間の経過と共に、本来見えてはならない場所に黒い点が集中していきました。頭に2ヵ所と顎の左側の付け根、そして左の太もも。

合計4ヵ所に神経芽腫が再発していました。私は二つのことを同時に考えました。一つは魁斗君の再発をどう説明してお母さんの気持ちの動揺を抑えるか、そしてもう一つは今後魁斗君にどのような治療を行うべきかです。お母さんは、私の険しい表情とモニター画面を見比べながら、

「先生……、この黒いところって……」と再発部位を指差しました。

「うん、これはね、もっとちゃんと調べなくてはいけないね」

声がかすれていました。

「……再発、ですか?」

「ちょっと怪しいね。まずは、よく調べましょう。頭部のX線CTと骨スキャンをすぐに予定しましょう。今週中にやりますから、結果が出次第、お父さんにも来てもらってお話

ししましょう」

今この場で再発と断言するのは、お母さんには酷だと私は感じました。画像データを揃えてご主人と一緒の時にきちんと話をした方がよいだろうと考えて、私は結論を曖昧にしました。ただし、魁斗君に行うべき治療は、これまでに使用したことのない抗がん剤を含む4種類の薬剤の化学療法とすでに決めていました。今までに何度も使った抗がん剤では再発腫瘍を治すことはできないからです。末梢血幹細胞移植を受けた後では骨髄の機能は非常に弱っていますので、この治療が何回できるかは分かりません。体力が続く限り化学療法を継続し、その間に再発巣がすべて消えるかどうかで魁斗君の運命が決まると私は考えました。

1週間後、私はご両親と面談しました。転移は頭蓋骨の裏側に2ヵ所と左下顎骨、そして左大腿骨の骨髄でした。私の説明にお母さんは涙を浮かべていましたが、転移ということはすでに分かっていて覚悟は固めて来たというふうでした。もう一度治療を受けて、元気な姿で魁斗君を学校に行かせたいと、お母さんは涙ながらに言います。ご両親の前向きな気持ちを汲《く》んで、私ももう一度魁斗君を寛解に持ち込もうと気力を奮い立たせました。クマのぬいぐるみと共に魁斗君は小児外科病棟に再入院となり、翌日に2度目のＩＶＨカテーテルの挿入を受けました。採血は、ＩＶＨカテーテルからの逆流採血に戻りました。入院直後、魁斗君は7歳になります。

3 余命3ヵ月

激しい副作用

新たな抗がん剤治療の副作用は私の予想を超えていました。化学療法を開始すると魁斗君の白血球・赤血球・血小板はたちまち低下していき、連日39度を超す高熱が続きます。抗生剤はより効果の高いものを求めて種類を変更していき、抗真菌剤・免疫グロブリン製剤も使用しました。血小板と赤血球の輸血は1日おきに行っていました。熱の下がらない魁斗君を見て、お母さんの表情が曇ります。そして抗生剤でアレルギー反応が起きて魁斗君の全身に赤い発疹が広がった時に、お母さんの不安は頂点に達しました。私は小児科の感染症グループに相談し、その時に使っていた薬をすべて中止し、別の抗生剤の1剤だけに変更してアレルギー反応を乗り切りました。

ようやく白血球が上昇に転じた時、魁斗君の熱が徐々に下がり始めました。魁斗君はベッドの上で体が一回り小さくなったように見えます。それでも、熱が下がると魁斗君はベッドに起きて、テレビゲームで遊ぶようになりました。いつもの魁斗君の姿です。その姿を見ているうちに、私は何となく、抗がん剤が再発腫瘍に効いているのではないかという気がしてきました。化学療法が終了して4週後に、私はMIBGスキャンを撮影しました。

すると、頭の2ヵ所と左大腿骨の転移巣は消えていて、残っている病巣は左の下顎骨だけになっていました。この結果を聞いて、お母さんにもようやく笑顔が見られるようになりました。

同じ治療をもう一度年末に行うと、今回もまったく同じ経過になりました。連日の発熱で魁斗君はベッドに寝たきりの状態になります。抗生剤の量や種類、血小板や赤血球の輸血は前回よりもさらに多くなります。魁斗君の命は、まさに1本の細いロープの上に綱渡りの状態で支えられていました。この治療を何度も繰り返すのは非常に危険であると私は思い始めました。しかしこれだけ激しい抗がん剤治療を行ったにもかかわらず、治療終了後の画像検査で、下顎骨の転移巣に変化は見られませんでした。この転移巣を消さない限りは魁斗君に二度目の寛解はありません。副作用からようやく回復した大晦日の前日に、魁斗君を一時退院としました。

2004年の新年に魁斗君は再入院となりました。3回目の化学療法は副作用がさらに強く出ました。出血性膀胱炎です。抗がん剤の副作用で膀胱の粘膜が炎症を起こし、粘膜から出血して血尿が出るのです。下腹部の激しい痛みに魁斗君は泣き叫びました。普通の痛み止めではまったく歯が立ちません。そこで私はモルヒネの持続点滴を始めましたが、膀胱炎の痛みはすんなりとは治まりませんでした。そのうち、魁斗君は尿を出そうとしなくなりました。排尿の時に激しい痛みがあるので、尿を出すのを我慢してしまうのです。

これは避けなければならない事態です。排尿をしないままで膀胱の中で出血が続くと膀胱の中で血液が固まってしまい、今度は尿を出そうと思っても出せなくなってしまう危険があります。やむを得ず、泣いて痛がる魁斗君の尿道からカテーテルを挿入して膀胱の中に留置しました。しばらくの間は自力で排尿せずにすむように、カテーテルを通して尿が出るようにしたのでした。

この間、いつものように連日の高熱と血小板減少があります。尿道カテーテルが入った状態で魁斗君は痛みと発熱に耐えていました。そして膀胱炎が軽快し始めたのは、最初に痛みを訴えて1ヵ月以上が経ってからでした。魁斗君は尿道カテーテルからようやく解放されました。これだけの代償を払ったのですから、それなりの効果があるはずです。私は期待を込めてＭＩＢＧスキャンと骨スキャンを行いました。しかし今度も下顎骨の転移は完全には消えていませんでした。

私は手詰まりになっていました。抗がん剤による治療が限界に達していることは誰の目にも明らかでした。そうなると残る治療は一つしかありません。下顎骨に対する放射線治療です。1回の照射量を2・5Gyとし、これを12回行って合計30Gy照射することにしたのです。予定量をすべて照射した直後のＭＩＢＧスキャンでは、転移巣に変化は見られませんでした。けれどもこれは効果がなかったということではありません。放射線治療というのはゆっくりと効果が現れてきます。そのことよりも、3回目の化学療法からすでに2ヵ月以上が経っていましたが、新たな病変が現れていないことに私は安堵しました。私はここで治療を終了することにして、ご両親と面談しました。

毎日が最後の日

「魁斗君の治療は限界まできています。これ以上、抗がん剤を継続すると、副作用のデメリットの方が治療効果よりも大きくなってしまいます」

「はい、私たちもそう思います。このままでは心配でとても見ていられません」

お母さんが答えます。ご両親も同じ考えなのでした。

「ここで1回、治療を終了しましょう。十分な治療だったかどうかは、大変微妙ですが、顎の骨以外の転移巣は1回目の化学療法で消えてしまったし、その顎の骨にも30Gy照射しています。幸い、照射の期間中に他の転移巣は動き出していません。ここが治療の区切りじゃないでしょうか」

「このまま、ずっと再発しないでうまくいくでしょうか」

お母さんが小さな声で恐る恐る質問してきました。

「……以前に言ったと思いますけど、進行神経芽腫っていう病気は再発しちゃいけないんです。再発すると、その後うまくいかないことがほとんどなんです。今回はここで治療を休みますけど、このままずっと病気が動き出さないかは、非常に難しい問題です」

再発後の治癒が難しいという話は、これまでに何度も私から聞かされています。ご両親は十分に分かった上で質問をしているのです。私との話の中から、たとえどんなに小さくても何かの希望を見つけようとしているのではないかと、私には感じられました。

「この後、どういうふうになるのか、分かりません。もしかしたら、再発した後に完治する最初のお子さんに魁斗君はなるかもしれません。それは誰にも分かりません。ただ……」

唐突に、七海ちゃんの笑顔が頭に浮かび、私は言葉を止めました。魁斗君のお母さんはこれまでに、七海ちゃんのお母さんから様々な闘病のアドバイスや病気に立ち向かう勇気をもらっています。当然、七海ちゃんの最期の日々も知っているはずです。私は少し迷ってから言いました。

「ただ、どんな結果になるにしても、退院したら一日一日を大事にしてください」

「……一日を大事に」

お母さんが聞き返しました。

「諦めたってことじゃないんですよ」

私は言いました。

「毎日を人生最後の日のように生きる、毎日を永遠に生きるかのように生きる……、これ、僕の恩師の先生が好きな言葉です。でも、これって字面だけ見れば、誰だってその通りだと思うだろうけど、本当にこの言葉の意味を分かるって大変なことだと思うんです」

ご両親はゆっくりとうなずきました。

「生きることと、生きられないことと、その両方を深く考えないと理解できないことなんです。大人でも子どもでもそれは同じです。深く、濃く生きていないと、一日の大事さって分からないんです。僕はそれを多くの子どもたちから教わりました。つい、最近も……」

「はい……分かります、先生のおっしゃること」

「魁斗君と一緒に一日一日を大事にしてください。諦めないで」

こうして魁斗君は退院していきました。そしてまた、1週間間隔の外来診察へと戻ったのでした。私は魁斗君の日常生活に今度はほとんど制限をつけませんでした。退院して1ヵ月後のＭＩＢＧスキャンでは顎の骨の異常集積はほとんど消えていました。放射線療法が効果を現してきていたのです。この結果を待つように、魁斗君一家はサイパンへと出かけました。季節は春から夏になり、プールに行ったりするなど魁斗君は陽に焼けて元気に溢れていました。あれだけ過酷な化学療法を受けた影響はまったく感じられませんでした。

しかし魁斗君の元気な姿とは裏腹に、血液検査の腫瘍マーカーはまたも上昇する気配を見せ始めました。退院から5ヵ月経った２００４年の秋のことです。今度もまた、9月でした。

魁斗君がＭＩＢＧスキャンの撮影を受けている時、私は外来診察室で診療を行っていました。朝から始めた診療が、午後になってようやく終わろうとした時、私のポケットベルが鳴りました。電話に出てみると、それは検査室の技師さんからでした。魁斗君のお母さんが私に来て欲しいと言っているとのことです。私は最後の患者の診察を終えると、地下1階の検査室へ向かいました。腕時計を見ると、撮影が進んでもう結果が出ている時間です。冷たい汗をかきながら、私はせき立てられるような気持ちで地下への階段を降りて行きました。検査室に入ると巨大な撮影カメラの下に横たわる魁斗君の姿が見えます。モニター画面のすぐ前にはお母さんの後ろ姿がありました。私の足音に気がついてお母さんが振り返ります。お母さんの顔は涙で一杯でした。

私は小走りにモニターに向かいました。モニターに映し出された魁斗君の全身像には、黒々とした異常集積がいくつも見られました。3個や4個ではありません。正確な数はとても数えられません。黒く、毒々しい多数の点々が、頭に顔に体に、そして手足に広がっていました。

「先生！　先生！　先生！　先生！」

お母さんは私の白衣の袖をぐいぐいと引っ張って、何度も私を呼びました。私は何と返事をしたらよいか分かりませんでした。外来での魁斗君の元気な姿と、今目の前にある全身に広がった転移の像とが頭の中で一致しません。確かに腫瘍マーカーの値は不安定だったものの、これほどまでに病気が一気に再発して広がっているとは想像できませんでした。しかしこういった画像を眼前に突きつけられれば、魁斗君の命の残り時間を明確に意識せざるを得ません。私は自分のこめかみの汗を指で拭うと、かすれた声を絞り出しました。

「考えましょう、お母さん。何をどうするか、何が一番よいことか、考えましょう」

少し落ち着いたお母さんは、魁斗君に悟られないように涙を拭きました。何度も何度も涙を拭きますが、次から次に涙がこぼれて来ます。それでもお母さんは何とか笑顔を作ろうと泣きながら笑っていました。

検査が終わると私たちは小児外科の外来へ戻りました。魁斗君には廊下で本を読んでいてもらって、私はお母さんと診察室で向かい合いました。そこでお母さんはもう一度ひとしきり泣いて、それでようやく平静さを取り戻しました。

「正直言って、予想以上に病気の進み方が速いと思います。三度目の治療をするのも一つの選択ですが、何もしないというのも一つの選択です。また抗がん剤を使えば、熱を出したり輸血をしたり、魁斗君はつらい思いをしなくてはなりません。命の持ち時間は長くなるかもしれませんが、つらい時間が長くなるだけかもしれません」

お母さんは黙って聞いていました。

「幸い魁斗君は、今現在たいへん元気です。今だったら何でも好きなことができます。魁斗君と楽しい時間を過ごすことも親として立派な選択だと思います。今までやってきた化学療法をここで繰り返してもおそらく効果はありません。でも、副作用は確実に出ます。これまで以上に強く出るかもしれません。しかし……」

　私はお母さんの表情を読み取って話の方向を変えました。

「これまでつらい化学療法を何度も何度もがんばってきて、ここで治療を諦めるんじゃ、お母さんの気持ちが切ないかもしれませんね。であれば、第三の道もあると思います」

「何か別の治療があるんですか？」

「治療自体は抗がん剤を使うことに変わりはありませんが、イリノテカンという弱い抗がん剤を使うんです。臨床試験が終わって安全性が確認されたばかりの薬です。もしかしたら骨髄抑制はほとんどないかもしれません。ただ、下痢と腹痛が出ます。これまでに何人かのお子さんに使ってみましたけど、使えばそれなりの効果はあります。でも、神経芽腫が完全に治るということまでは期待できません」

「そんなに副作用は強くないんですね？」

「はい。お子さんによって違いますが、輸血は必要ないかもしれません」

　そこでお母さんは少し考え込みました。

「お母さん、まず今日はお家に帰ってご主人とよく相談しましょう。それからセカンド・オピニオンを受けましょう」

「セカンド・オピニオンって、他の先生の意見ですか？」

「はい。今日中に手紙を書きます。お母さんたちが自分で相手先の先生を決めてもいいし、僕が選んでもいいですよ」

「……魁斗にはできるだけのことはやってあげたいので、私、自分の足で他の先生のところにも行ってみます。お手紙をお願いしてもよいでしょうか」

お母さんには魁斗君の所へ行ってもらって、その間に私は、これまでの治療経過と画像データをすべてまとめて資料を作成しました。セカンド・オピニオンの要点は、魁斗君に対する最善の治療方針を問うものとしました。複数の抗がん剤を組み合わせた強力な化学療法を行うか、イリノテカンを用いて延命を目指したマイルドな治療を行うか、このまま何もしないかです。

ご両親の選択

資料を受け取った魁斗君のご両親は自分たちの判断で行動を開始しました。どの先生に話を聞くかは、自分たちの直感と自分たちで集めた情報をもとに決めたと言います。関東の二つの大学病院と一つの小児病院を受診して、ご両親はそれぞれの施設でセカンド・オピニオンを受けました。わずか数日の間に関東の北から南までを移動したご両親は、私の外来診察室に戻って来ました。

「いかがでした？　みなさん、どんな意見でした？」

お母さんは、それぞれの施設での医師の言葉を私に伝えてくれました。どの医者も、次になすべきはイリノテカンなどのマイルドな化学療法を選択すべきというもので、方向性が一致していました。それはつまり、魁斗君には延命を図るしか残された手段はなく、根治の可能性はないとの意見が一致したということでもあります。私は一通り話を聞いた後で、ご両親に質問しました。

「では、イリノテカンの治療でよろしいですか」

「はい。でも、もう少し時間をください」

お母さんが言います。

「と、言いますと?」

「もうすぐ魁斗は運動会なんです」

「いいでしょう。今の魁斗君なら大丈夫でしょう」

「それから、ディズニーランドにも……」

「いいですよ、もちろん。行ってください」

「それから……、秋田にある温泉で、魁斗に岩盤浴をさせたいんです」

「ほう。岩盤浴?　魁斗君の体によいことは何だってやってあげてください」

魁斗君のお母さんは数日の間に心を強くしていることが私には感じられました。運動会やディズニーランドで楽しんで欲しいし、岩盤浴で少しでもがんの活動を抑えたいと、ご両親は可能な限りのことを魁斗君にしてあげようと決意していました。ご両親の考えが今の魁斗君にとって最良の選択だと私も思いました。

ご両親は翌日から早速行動を開始しました。魁斗君は運動会で走り回り、ディズニーランドのアトラクションを満喫しました。そして家族でミニバンに乗り込むと、秋田の温泉へ3泊の旅行に出かけて行きました。私が受け取った秋田からの電子メールには、魁斗君の元気な様子や、千葉に戻ったらイリノテカンで治療を受けたいということが書かれていました。

こうして濃密な1週間を過ごした魁斗君の一家は自宅に戻り、私はご両親と再度面談を行いました。

「いかがでした？　秋田の温泉は？」

「はい。たくさんの人が来ていました。暖かい岩場にゴザを敷いて、みなさん、1時間以上横になるんです」

お母さんが答えます。

「そうですか。たくさんのがんの患者さんですね？　何十人も？」

「いえいえ、何百人です」

「そんなに！　みなさん、少しでもよい治療を求めて集まるんですね。子どもの患者さんは？　魁斗君だけ？」

「はい。最初は、アトピーですかって聞かれたんですけど、がんなんですって答えたら、その方、びっくりして、一番いい所にって言って、地熱がたくさん出るいい場所を譲ってくれたんです」

「そうですか。それはよかった。魁斗君、体調もよさそうだし、明日入院して明後日からイリノテカンを始めようと思っていますが、よろしいですか?」

「はい、そうしてください。魁斗には少しでも長く元気でいて欲しいと思います」

お母さんはそう答えると、私に質問を投げかけてきました。

「先生、もし、イリノテカンが全然効かなかったら、魁斗の命は後どのくらいなんでしょうか?」

「………」

私はこれまでに何度となくこの質問を受けてきました。この質問は私の心に強い重圧をかけます。子どもの命の残り時間を具体的な数字で予言するということに対して、私は非常に強い畏れの気持ちを抱きます。さらに正直に告白すると、私にはお子さんの余命がどれくらいなのか、はっきりと分かったことがこれまでに一度もありません。けれども、なぜご両親がこの質問をするのだろうかと考えると、その理由はおそらく残った時間を有効に使いたい気持ちによるものだろうと思い至ります。そうであれば、私には答える義務がありすす。私はいつも直感にもとづくおおざっぱな数字をあげてご両親に残り時間を告げますが、なぜかこの数字はほとんどがその通りになってしまうのです。

自分が口にする数字が人の命の持ち時間を決めてしまうような錯覚にとらわれて、私の気持ちはさらに重くなります。それでも私は口を開きました。

「……3ヵ月、ですか？」

「3ヵ月くらいだと思います」

「はい」

私たちはしばらくの間、黙り込みました。3ヵ月という時間の長さの意味を噛みしめていたのでしょうか。お母さんは難しい表情で私に視線を向けました。

「先生、魁斗のこと、最後までお願いします」

翌日、魁斗君は小児外科病棟に入院となりました。入院後、魁斗君は全身麻酔下に3度目のIVHカテーテルの挿入を受け、イリノテカンの投与が開始されました。2004年の10月のことです。魁斗君は8歳になろうとしていました。ぼろぼろのクマのぬいぐるみは、もちろん今回も一緒でした。

医療とは祈りであるという話をしてから2年が経過していました。祈りは通じなかったかと思われました。そして、私がその答えを知るには、もう少し時間が必要でした。

第七章　自分の死

1 大きな転機

不穏な頭痛

大学病院を中心とした小児がんとの闘いの中で、私は、ある時はがんからの生還をご家族と共に喜び、またそれが叶《かな》わぬ時には悲しみや痛みを分かち合ってきました。多くのご家族と深く濃密に関わって、命とは何かとか、それが果てる時の時間の長さの意味は何だろうかということを、子どもたちの闘病を通して何度も何度も繰り返して考えてきました。しかし当然のことながら、私は自分自身の命とか死について考えてみたことはありませんでした。40歳をすぎた私は小児外科医としてその技術力を発揮できるピークにあったと思います。毎日が疾走するような、ある種、陶酔感さえ感じるような日々の中に大きな陥穽《かんせい》がありました。

2002年7月24日の早朝、不快な頭痛で私は目を覚ましました。

それは、頭が割れるとかバットで殴られたようなとか、そういった激しい痛みではありません。何とも言葉にしがたい、頭の奥底から不快になるような重く暗い痛みです。

（この痛みは普通の頭痛じゃない）

くも膜下出血かもしれないという不安が頭をもたげます。いや、そんなことはありえないと強く否定してみます。時計を見ると時刻は5時ちょっと前。私は痛みのひどさよりも、こういった頭痛が自分に来てしまったという事実の方にしばしぼう然としていました。

何とか床から起き上がり鎮痛剤を飲みますが、不快な気持ちはますます強くなります。私はトイレで嘔吐してから携帯電話を取り出しました。この痛みはやはり尋常ではありません。すぐに検査を受けなければいけない。時間の経過に任せていたら自分は死ぬかもしれない。私はここで初めて自分の死を意識しました。私は隣室の妻を起こし自分の病状を伝え、これから大学病院の脳神経外科に向かうことを告げました。悪いことに、妻は切迫流産の危険がありベッド上安静の身にありました。小児外科の後輩のE医師に自宅まで来てもらい、私は車の後部座席に横たわり大学病院へ向かいました。

大学病院に到着すると、脳神経外科の当直医師はすぐに画像検査の準備を始めました。もちろん問診や診察も大事ですが、要は私の頭の中に出血があるか否かをその医師も私も知りたいのです。車椅子で地下1階に降りると早速X線CTが始まります。短時間で撮影が終了し、画像を作っている間に廊下の椅子に座っていると、

「先生、無理しちゃだめだよ」

と声がかかります。顔を上げると放射線部の技師長さんです。技師長さんがこんな早朝に姿を現すということは、これから緊急で頭部のＭＲＩが撮影されるということです。

「申し訳ありません。こんなに朝早くから」

私は小さく頭を下げました。するとその時、脳神経外科の当直医師がモニター室から廊下に出て来ました。

「先生、大きな出血はないようです。でも念のためにＭＲＩを撮りましょう。ＣＴで写らない異常が見つかることがありますから」

私はちょっと安心してＭＲＩ検査室に移動しました。

台上に横たわり頭部のＭＲＩを撮影するのですが、体をじっと静止することができません。痛みです。頭の痛みが強くなってきて、どうしても体をよじってしまうのです。

「先生。お願いします。ちょっとがんばって、じっとしていてください」

マイクを通して技師さんの言葉が届いてきます。

分かっています。分かっていますが、じっとできないのです。検査は20分ほどで終了しました。私はようやく暗い穴蔵の中から引っ張り出されると、廊下のソファーに横になりました。早朝の大学病院は静まり返っています。廊下の窓の外には明るい夏草の景色が広がっていますが、こんな風景をじっくりと眺めたことなど、今までに私は一度もありません。

アノイリスマ

さっきは脳神経外科の医師が結果をすぐに教えてくれたのに、今度はいやに長く時間がかかります。何か問題が発生したのだろうか。ようやく姿を現した医師は申し訳なさそうに私に告げました。

「先生ね、ちょっと血管の形が変なんです。これからもう一度CTをやります。今度は造影剤を使ってアンギオCTにして撮影します」

「……形が変というのは？」

「正確にはアンギオをやらないと分からないけど、アノイリスマかもしれません」

「…………」

アノイリスマというのは動脈瘤のことです。脳の血管に動脈瘤があるかもしれないということは、やはりそこから出血、つまりくも膜下出血を起こしたということになります。そうでなければ頭痛の理由が説明できません。私は、やはりなという気持ちと、困ったなという気持ちになりました。CTを利用したアンギオ、すなわち血管造影をやればすべてが明らかになります。

右肘の静脈に太い静脈留置針が入ります。そのまま点滴台をひきずってCT検査室へ移動します。検査台にゆっくりと上って横になり、体の位置を微調整します。技師さんの合図で１００㎖の造影剤が30秒間で一気に体内に入ります。まず最初に胸のあたりがざわざわしますが、これは肘の静脈から入った造影剤が心臓に還るからでしょう。今、まさに自分の心臓の中に造影剤があると思うと、いやが上にも緊張感が高まって心臓の鼓動がさらに速くなります。そして、顔面から頭がかっと熱くなります。熱いものは首から胸に下がり、最後はお尻のあたりに熱を感じます。体の中を一気に火の玉が駆け抜けました。時間にして10秒くらいでしょうか。

「大丈夫ですか？」

撮影が終わって技師さんが近づいて来ますが、大丈夫か大丈夫でないのか自分では分かりません。こんなに熱いものが体の中を走って脳の血管に悪い影響を与えないのかどうか、自分からは返事のしようがありません。私は技師さんに抱えられて起き上がるとそのまま車椅子に乗って、脳神経外科の外来処置室へ運ばれて行きました。

しばらく待って現れたのが、脳神経外科のK先生です。K先生は私よりも1学年上の医師で、脳神経外科の中でも血管外科を専門にしている方です。当直の医師から連絡を受けて駆けつけてくれたのです。K先生は、たった今できあがったアンギオＣＴのＸ線フィルムを手にしていました。

「先生、右の内頸動脈に１㎝弱のアノイリスマがあります。おそらく解離性脳動脈瘤です。

現時点で一番大事なことは、これが破れて出血しているかどうかです。それを確かめるために腰椎穿刺をしますので、今から準備します」

「分かりました。よろしくお願いします」

私は肚《はら》をくくりました。白黒をはっきりつけよう。

上半身の衣服を脱ぎ、左腕を下にして側臥《そくが》位になって膝を抱え込み、背中をぐっと突き出します。

ひんやりした消毒液が背中に塗られていきます。処置台は壁際にあり、私は壁に向いて横になっていますから、処置室の方は見えません。その時に背中から声がかかりました。

「どうしたの、松永先生？　大丈夫かい？」

声だけで分かりました。脳神経外科のY教授です。

「どうだ？　平気か？」

これは小児外科のC教授の声です。

「申し訳ありません、早朝から。ご迷惑おかけします」

私はそう答えていました。と同時に肩の力がすっと抜けていました。それはY教授の「声」のためです。Y教授の声は、柔らかく暖かく、それでいて外科医としての力強さを感じさせるような安心感がありました。たった一語の台詞なのにその声の質とか音色には力がありました。私たちの世界の隠語に、ムンテラという言葉があります。医者から患者への説明をいわゆるムンテラと称しますが、この本来の意味は、「口による治療＝ムント・テラピー」にあります。私はY教授のムンテラの一語にすっかりリラックスして腰椎穿刺を受けました。

「うん、大丈夫だ。髄液はきれいですよ、先生。出血してません」

K先生の声がします。私は安堵のため息を漏らしました。

「じゃあ、先生、このままストレッチャーで病棟に移動して入院しましょう」

「え？　入院？」

私は思わず聞き返してしまいました。入院などすれば、病棟の子どもたちはE医師が診てくれるはずだから心配はありませんが、私のデスクの上は処理しなければいけない書類が山積みとなり、メールやファックスが溢れてしまいます。出血していないのだから、このまま帰っていいのではないか？　私は事の重大さをまったく理解していませんでした。

2　最悪の旅

患者としての自分

脳神経外科病棟に入院した後、私は深い眠りに入りました。体全体がベッドに沈み込んでいくような感覚にとらわれました。何時間かたって眠りから覚めても、体はますます重く、起き上がることが非常にけだるくなりました。

病室には何人かの脳神経外科の医師が代わる代わる来てくれるので、私は少しずつ自分の病状を聞いていきました。K先生のさっきの話では、私の病名は解離性脳動脈瘤ということです。しかし待てよ、ただの脳動脈瘤と、解離性脳動脈瘤はどこが違うのだろうか。ふと考えてみると、私が医学部の学生時代に習ったのは、ただの脳動脈瘤の方だけです。

脳動脈瘤とは脳の動脈の壁が先天的に薄いために、その部分が風船状に膨らんで最後には破裂してしまうという病気です。治療はたしか、瘤《こぶ》の首根っこにクリップをかけて血液の流れを止めてしまうというものものはずです。クリッピングと言います。ただ最近では、頭を開けずとも、血管造影でカテーテルを動脈瘤の近くまで進めて瘤の中にコイルを放出してそこで血栓を作って固めてしまうという治療も多くなされているはずです。

では解離性とは何かと言うと、これは脳神経外科の先生に伺ったところ、脳動脈の血管の壁は三層くらいからできているのですが、これが中膜のところでばりっと裂けてしまうのだそうです。裂け方によって血管が外側に瘤状に膨らんだり、内腔が狭くなったりいろいろなタイプがあると言います。外に膨らめば破裂してくも膜下出血の可能性があるし、内腔が狭くなれば血栓ができてしまってこれが詰まって脳梗塞になることもあるそうです。私の場合は、出血も梗塞も起こしていませんでしたが、血管の壁が裂けた時に頭痛となって発症したのではないかと指摘する医師もいました。

こういった話を私はすんなりと理解した訳ではありません。解離性脳動脈瘤のいろいろなタイプの形を絵に描いて説明されている時に、自分の動脈瘤が瘤状に膨らむタイプだと嫌だなと思いながら私は聞いていました。どうせなら、内腔が狭くなるタイプの方がまだましだと思ったのです。脳神経外科の医師は、アンギオCTで写った私の動脈瘤の形をスケッチで示してくれて、首根っこが幅広く、台形に近い形で外へ膨らんでいる動脈瘤と説明してくれました。ところが、患者というのは、自分に都合の悪いことは理解しようとしないのでしょうか。私はその絵を勝手に内腔が狭い動脈瘤と理解を変換してしまいました。その後の数日の間、脳神経外科の医師たちと話をしても病状についてうまく話がかみ合わず、K先生によくよく確認してみて自分の動脈瘤の形を初めて理解することができました。丁寧な説明を受けていながら正しく自分の病状を理解できていなかった患者としての自分のあり方に、私はちょっとショックを受けました。

当面の入院は2週間程度と言います。とにかく安静にしろと指示を受けました。つまり私の動脈瘤は裂けたてのほやほやの可能性があるためじっと様子を見るということです。私は急に恐怖を覚えました。病棟の子どもたちの治療はすべて後輩のE医師に引き継ぎ、後のことはすべて彼に任せました。

眼動脈が近い

入院から5日目に私は血管造影を受けることになりました。アンギオCTとは違って、今度のは本格的な血管造影検査です。つまり今回は動脈から検査をすることになります。肘の動脈からカテーテルを入れて脳の中に進め、そこで造影剤を放出して動脈瘤の正確な形を撮影するのです。検査の合併症についても細かく説明を受けましたが、その時点で、主治医のK先生を完全に信頼し切っていましたので、私はほとんど不安を感じませんでした。そして、実際の検査は何の滞りもなく進み、血管造影は無事に終了しました。

頭痛はすでに去っていました。自力で三度の食事をし、また入浴もし、生活の範囲を拡大しても私の病状は安定していました。くも膜下出血は間一髪で回避されたのです。解離性脳動脈瘤に対する治療をどうするかという最大の問題に対しては、後日決めるということにして、8月8日に私は16日間の入院生活を終えて自宅療養となりました。

8月19日からは大学病院へ出勤を再開しましたが、これはデスクワークのみです。机の上に山積みとなった書類を少しずつ整理していきました。9月3日には医師として仕事に復帰。翌日には医学部の6年生に対する一日がかりの総合講義の進行を務めました。しかし小児外科医としてメスを握るのはまだ早いと止められていました。中途半端なままではいけません。退院から1ヵ月、治療方針を決める時期になっていました。

脳神経外科のY教授は言います。

「このままね、何もしないで経過を見るというのも一つの選択です。しかしあなたは小児外科医ですから、そうもいかないでしょう。細かい手術で神経を使う場面とか、夜中の緊急の手術とかがある訳でしょう？　そういう時に緊張して血圧が上がることが一番危ないんです。私の友人の脳神経外科医はね、夜中に緊急で脳動脈瘤のクリッピングの手術に呼び出されたんです。そしてまさにクリップをかけようとした時に、その先生がくも膜下出血を起こしちゃったんだ。実はその先生にも脳動脈瘤があったんだね。それがね、クリップをかける緊張で血圧が上がって破裂した訳です」

「………」

私は膝の上の拳をきゅっと握りしめました。

「先生の動脈瘤は、根っこが幅広だからクリップはかけられません。コイルで詰めるのも形が扁平《へんぺい》だから無理です。やるなら、内頸動脈を手前から丸ごと1本、血管造影で詰めてしまうのがいいと思います。ただね……」

「はい？」

「眼動脈が近い」

「眼動脈？」

「そうです。眼に行く動脈です。これが一緒に詰まってしまうと最悪、右目を失明します。だから、まず血管造影で内頸動脈の手前で風船を膨らませて血行を遮断して、体に何も異常がないことを確認してから詰めるんです」

「その風船を膨らませる検査は、信頼性は高いんですか？」

「絶対ではありません。検査では大丈夫だけど、実際に詰めてみたら障害が出るかもしれません」

「そうですか……」

「先生、セカンド・オピニオンを受けてみてください。M大学のT教授は血管造影による治療に関して日本でトップです。ぜひ、話を聞いてみてください」

私はその日、脳神経外科の外来から小児外科のデスクに戻ると、千葉県循環器病センターの脳神経外科のS先生に電話を入れました。S先生は私の学生時代のラグビー部の先輩で、また脳神経外科医としてK先生の大学の上司だった人です。私の病状に関する資料は大学から事前にS先生に送ってもらっていました。

「う〜ん、確かに最悪失明するね。失明しなくても、視野狭窄《きょうさく》とかが出るかもしれない。そういう確率は数%ではなくて、数十%だと思うよ。僕もT教授のセカンド・オピニオンを受けた方がいいと思うよ」

私はしだいに暗い気分になってしまいました。しかし悩んでいても解決になりません。どうにか気持ちを奮い立たせると、セカンド・オピニオンの手はずを整えてもらって、9月16日に私はM県へと旅立ちました。

M大学への旅

大学病院で医師として勤務していると、学会のために一年を通して日本各地に出かけます。私は学会活動も好きでしたし、旅行それ自体も好きでした。しかしM県に向かうために自宅の最寄り駅のホームに立っている時、私は何だか悲しくなってしまいました。こんなにわくわくしない旅行は初めてだ。M県まで話を聞きに行って、悪いことしか聞かされなかったら、これは一体何のための旅行なのだ。こんな時に限って空は灰色で、しとしとと雨が落ちてきます。車中、読書のために本を広げるのですが、全然集中できません。東京駅から新幹線に乗り換えて、到着駅からさらに私鉄に乗り継ぎます。あたりには夕闇が迫っており、海岸線にそって工場が立ち並ぶ殺風景で単調な景色が続きます。M県に到着すると駅前はすっかり明かりが落ちており、私は予約を入れていたホテルにチェックインしました。

翌朝も雨でした。M大学付属病院はまるで学校の校舎のような単調な色調の建物に見えましたが、それは単に私の気分がそう思わせただけなのかもしれません。その殺風景な建物の待合室で大勢の患者の中の一人として待つうちに、私は自分の気力が衰えていくのが分かりました。

M大学病院に来る前は、質問項目をメモ帳にまとめてあれも聞こう、これも聞こうと思っていました。しかし今は、もういいやという投げやりな気持ちになっていました。簡単に挨拶だけして帰ろう、早く家へ帰ろうと私は考えていました。ところが私の名前が呼ばれ、T教授の診察室の扉を開けた瞬間にすべてが変わりました。

「いやあ、先生！　どうぞ、どうぞ！　どうぞお入りください！」

T教授は弾けるような笑顔で私を迎えてくれました。私は、あっと思いました。先生の笑顔を見て自分の中の暗い気持ちが一気に消えたことが分かったからです。

そして同時に、自分がとても未熟な医者であることも分かってしまいました。私はこれまでに、子どもたちやお母さんたちに対してここまでの心の明るさをあげたことは一度もないのではないかと思ったのです。外来診療をやっている時に、一人一人の患者さんに明るく丁寧にきちんと声をかけていただろうか。外来診療が長引いてくるとうんざりした気持ちになっていなかっただろうか。医者の明るい言葉一つで患者はここまで元気になれるということを私は知りました。そしてこの気持ちは絶対に千葉に持って帰ろうと、私は心に言い聞かせました。

分厚い資料と画像フィルムのすべてを私はT教授に渡しました。T教授は私の疑問点にてきぱきと答え、血管造影の実際の手順などを細かく説明してくれました。問題は眼動脈です。眼動脈の合併症の話になってT教授はじっと、私の血管造影のフィルムに目を凝らしました。

「いやいや、目は大丈夫でしょう。私の経験ではおそらく目には障害は出ません」

「そうですか！」

　私の声が大きくなります。

「大丈夫だと思いますよ。そうですか、Y教授は目を心配してましたか……。あれ？」

　T教授の視線がフィルムの一点に固定されました。私は嫌な予感がしました。

「先生の交通動脈……かなり細いねえ」

「え？」

「右の内頸動脈を詰めても、左から交通動脈を通って血流が来るわけでしょ？　この交通動脈が先生のは人より細いんですよ。これはね……風船テストをやらなくても分かりますよ。右の内頸動脈を詰めちゃうと、血管造影が終わって部屋に戻るころに体半分がだんだん冷たくなってきて、先生、そのまま半身不随になりますよ」

「………………」

「僕だったらね、血管内治療じゃなくて頭を開けます。バイパスしましょう。そうだね、足の静脈を持ってきて、それでバイパス作って内頸動脈はアノイリスマの前後で縛っちゃう。まず、太ももを開けて静脈を取って、それから、頭を開ける前に首を開けて、頸動脈にクランプをかけておくのね。頭の操作で大出血したら、止血のために首で血管を絞めちゃうんですね。で、頭を開けて、先生のアノイリスマは場所が頭蓋底に近いから、ちょっと骨を削んなきゃ駄目だね。骨を削って視野を作るんです。血管吻合《ふんごう》でバイパスを作ってから内頸動脈を縛れば、そうですね、95〜96％の確率でうまくいくと思います」

「…………」

一流の先生の間で意見が異なるということは、どちらも正しいということです。つまり私の脳動脈瘤は血管内治療をすれば、失明するか半身不随になる可能性が高いということです。そして、足の付け根と首と頭を開ける大手術をやっても、4〜5％の確率で失敗するということです。私は外科医ですから、4〜5％というリスクの確率の高さはすぐに理解できます。こんな危険な手術は私自身はこれまで一度もやったことがありません。

私は礼を言って部屋を辞しました。何かが終わったと思いました。

3 もう一度生きてみる

膨れ上がる恐怖

千葉大学の脳神経外科ではT教授からの返信を検討した結果、積極的な治療はしない方がよいのではないかという意見が強くなっていました。私はと言うと、完全に気力が萎《な》えてしまいました。早く仕事に復帰したいという気持ちと、仕事でストレスがかかれば脳動脈瘤が破裂するのではないかという恐怖が交錯します。恐怖は毎日膨れ上がっていきました。

近年、脳ドックの発達によって未破裂脳動脈瘤が発見されることが増えています。しかし脳動脈瘤が見つかった場合にどういった治療をするのか、あるいはしないのか、事前に決めておかないと大変な苦悩を強いられます。開頭クリッピングも血管内治療も、100%安全な治療とは言い切れないからです。ましてや治療ができないような種類の脳動脈瘤ではこの苦悩はさらに大きくなります。未破裂動脈瘤が将来、破裂する確率はいろいろなリスク因子にもよりますが、大ざっぱに言って1年間に1%と言われています。これは1年あたりの確率ですから、30年では30%の破裂率になります。くも膜下出血というのは、社会復帰できる確率は1／3しかありません。くも膜下出血の先には多くの場合、死か重篤な障害が待っているのです。この現実が分かると、未破裂脳動脈瘤を抱える患者は心の病になります。恐怖に心を支配されるのです。私に出口はありませんでした。

脳神経外科のY教授が私を心配して教授室へ呼んでくれました。Y教授は、無理に元気を出そうとするなと言います。いつか必ず自然と気合いは上がってくると勇気づけてくれます。そして私がこの後、脳動脈瘤を抱えたままどうやって生きていけばいいのか、Y教授はアドバイスを与えてくれました。

「普通の外科医になりなさい。長時間の手術とか、夜間の手術とか、それから自分がやったことのない新しい手術に挑戦するようなことはやめて、ルーチンの手術だけをする普通の外科医として生きていったらどうですか?」

「普通の外科医ですか」

「そうです。今までのやり方は見直して、夜間や週末はきちんと休みをとって」

「分かりました」

ここに至って、私はこれまでに築き上げてきたすべてを失ったことに気づきました。小児外科医としての将来も、小児腫瘍科医としての将来も、もはや消えてしまったことが理解できました。普通の外科医などは大学病院では必要とされません。次の就職先を見つけて退職の準備をしなくてはなりません。社会的に自分はここで死んだのです。

子どもたちのエネルギー

私は1ヵ月ぶりに小児外科病棟に上がって行きました。301号室にふらっと入って行くと、

〝クマの魁斗君〟のお母さんの泣き笑いの顔がありました。

「先生、大丈夫ですか?」

「うん? 大丈夫、大丈夫。ちょっと病棟を留守にしちゃったね」

「先生、体調を悪くしたって聞きましたけど……」

「うん、でももう元気になりました。お、魁斗、やってるね」

魁斗君はテレビに向かって背中を丸めてテレビゲームに熱中しています。

「魁斗！　先生だよ。ちゃんと挨拶しなさい」

魁斗君は振り向きもせず、右手をゆっくり持ち上げます。

「魁斗！　もう！　先生、すみません。来て頂いたのに」

「いいんですよ。お母さんね、男同士なんてこんなものなんです」

「そうですか？　すみません」

私は笑顔でお母さんを制し、病室の中を見渡しました。そこには何ら変わりのない、いつもの光景がありました。お母さんたちが順番に私に駆け寄って来ることだけがいつもとの違いでしょう。でも子どもたちは、自分たちのペースで生活していました。テレビを観たり、子ども同士でおもちゃで遊んだり、お母さんに抱っこされたり。ベッドサイドに近づいてみれば、そこには一日の病状記録がバインダーに綴《と》じられてぶら下がっています。この子は発熱しています。でも平気な顔をしてゲームをしています。この子は午前中まで何度も嘔吐していました。でも今はお菓子を美味しそうに頬張っています。あ、この子は、来週手術予定です。半年前に入院してきた時に、最悪、手術までたどりつけませんとお母さんに説明しましたが、今、私の顔を見てにこにこと笑っています。

髪の毛のない6人の子どもたちからは、何か霊的な生命のエネルギーみたいなものが立ち昇っているように見えました。この子たちは、自分の運命に対して文句とか不平を言わないで、すべてを受け入れ、ただあるがままに真っすぐ生きています。私は、まず自分が一つの個体として今まだ生きているのだということを確認しようと決めました。生きることの意味は、何年時間がかかってもいいから、ゆっくり考えて答えを出そうと思い至りました。

10月21日、私は発病してから3ヵ月ぶりに手術室に立っていました。久しぶりに味わう手術室の空気は実に鮮烈でした。何かこう冷たいような気圧が重いような、厳粛で緊張感のある空気です。私は今さらながら、これまでこんな環境の中で仕事をしていたことに驚きを感じました。そして小児外科医という仕事がプライドに満ちた天職であることを、本当に心の底から再認識しました。

（外科医でよかった）

手洗い場で鏡を覗き込んで、両手を消毒液でごしごしとブラシをかける。滅菌手術着を手早く着せてもらう。手袋をつけて廊下を大股で歩く。手術室の自動扉を足先で操作して開き、無影灯で照らされた手術台に向かう。私はそういった所作の一つ一つに喜びを感じました。

私が行った手術は鼠径《そけい》ヘルニアでした。新米の小児外科医が最初に行う手術、それが鼠径ヘルニア根治術です。小児外科医にとって最もありふれた最も基本的な手術です。30分をかけて手術が終了してみると、私は心地よく疲れていました。体の芯で心が震えます。

しかし、私には予感がありました。この手術は自分にとって終わりの始まりであろうと思ったのです。自分の足元を見詰めながら、無理のない範囲で少しずつ手術を積み上げていこうとは思いましたが、同時にある一線を越えられないだろうということも分かっていました。手術には必ず自分の限界を試される局面があります。すべての集中力を術野の一点に集中して、自分がこれまでにやったことがなかったことをやり遂げることで、子どもの命を救うことができることがあります。私自身も何度かそうやって自分の能力の限界を超えたところで、子どもの命を死地から引き戻した経験があります。これから自分が外科医として生きていっても、もうそういったことはできないだろうと私は理解していました。

（それでもいいじゃないか。とりあえず、もう一度生きてみよう）

私はそう心に決めました。迷った時は、子どもたちに答えを聞けばよいのです。今ある命を大事にして、丁寧にちゃんと生きている子どもたちは、私が歩いて行く道筋を照らすガイドです。そしてその後も私は迷うたびに、悩むたびに小児病棟に足を運びました。彼らはただ単に私が時間外に一人で回診に来たのだと思ったでしょう。それとも、ただ遊びに来たと思ったかもしれません。しかし、私は心の耳を澄まして彼らから答えを教えてもらっていたのです。

生きているということ

時間の経過と共に、脳動脈瘤を抱える恐怖心は和らいでいき、代わって私は少し冷静に、自分の死とは何だろうかと考えてみました。すべての人間の個体にやがては訪れる死というものは、痛みとか絶望とか暗闇ではないということを、自分はこれまでに多くの子どもたちから学んできていました。おそらく死とは、その時点でただ単に静寂が訪れるようなものなのでしょう。死というもの自体には意味なんてないのだと思います。同時にやはり、自分が死ぬということは悲しいことだとも思いました。なぜならば、それは親しい人と会えなくなるからです。私の場合、家族とか友人とかそして小児病棟の子どもたちとか。私が死ねばみんな泣いて悲しむでしょう。その理由を究極に突き詰めていけば、会いたい人に会えなくなるからです。

私はだからこそ、子どもと死別したご両親に、その後も会えばいいと言い続けてきました。物理的に会えなくても、存在を感じて、存在と対話していれば、触れることができなくても会えるのだと話してきたのです。私が消えて無くなったら、この世に残る最愛の人たちは、そうやってちゃんと私の存在と交流を続けてくれるだろうか。私の娘はどうだろうか？　幼い娘には少し難しいことかもしれません。

結局、では生きているということは何だろうかと考えると、それは人間関係を結ぶということです。人間関係があるから情愛が生まれ、その結果、死を悲しみ悼《いた》むのです。死というものは何かの出来事ではありません。すべては生きている間の人間関係の断絶が死に集約されるのです。つまり人は、人間関係を結ぶために生きているとも言えます。

私の人生は家族や友人と共にあるだけではありません。私が治療に関わった何百何千の子どもたちの家族とも私の命はつながっており、そういった人間の結びつきの中で自分は生かされているのです。この自分の命を丁寧に生きようと、あらためて私は自分に言い聞かせました。

この頃、私は三女を授かりました。切迫流産の危機を乗り越えて満期で生まれたこの女の子に夕露《ゆうろ》と名づけ、私は新たな人間関係を一つ増やしました。夕露は私にとって二人目の次女です。生まれて来てくれたことに対して、私は娘にありがとうと声をかけました。

大学における仕事も徐々に拡大していきました。手術を除いた診療・教育・研究は病気の前と同じようにこなすようになりました。特に神経芽腫に対する新しい治療法の研究開発は、数年ぶりに新しい業績を上げることができました。この後、大学の人間として研究を続けられる可能性はほとんど残っていないことは分かっていました。しかし、だからと言って研究をやめてしまうのは、人生を無為に過ごしているだけに他なりません。そうではなく、大学にいられる期間は時間の許す限り研究をして、神経芽腫の治療の研究開発にほんのわずかでも貢献できれば、それは自分の人生にとって必ず価値を持ちます。先のことを考えた時に方向を見出せなくて迷ったら、今できることをただひたすら一生懸命やっていればよいのです。私はそう信じていました。

医学教育も最後の最後まで手を抜くまいと思いました。ベッドサイド・ラーニング終了時の医学生に対する査問が、全科の中で最も厳しい教官として私は学生から悪評でした。しかしそれも気にするまい、子どもの医療に甘えがあってはいけないと、私は厳しく医学生を鍛えました。特に小児がんの早期発見の重要性に関しては、口を酸っぱくして繰り返し伝えました。小児がんの診断が遅れた医師に対して、ご両親は心の底から恨みを抱いています。私はこれまでに1000人以上の医学生に対して医学教育を行いましたが、もしこの医学生たちが医師になってから、小児がんを正しく診断できなければ、それは自分の責任であると私は考えました。

手術に関しては予測した通り、迷いの連続でした。手術場で強く神経を集中した後は、激しい疲労に襲われ精神的に深く疲れました。ある時はある部分まで深く強く手術ができるのですが、またある時は怖くて前へ進めないということの繰り返しでした。おそらく外科医というのは、マラソン・ランナーみたいなもので、走り続けなければ走りきれない仕事なのではないでしょうか。一度止まってしまうと足が動かない、いや、手が動かなくなって神経の集中が持続できなくなってしまうのではないかと私は感じました。

その後、私は手術を行ったり休んだりを繰り返しました。小児がんの手術に加わることもありましたが、しだいに外科医としての限界は明らかになっていきました。自分が手術した患者を夜遅くまで診るという小児外科医にとって最も基本的なことは、私にはもはやできませんでした。上司も私を気遣い、やがて手術のメンバーには加えないようになりました。

私の退職の日が迫っていました。私は自分が進むべき道を決めなければなりませんでした。

（そうだ。普通のお医者さんになろう。風邪を治す町のお医者さんに）

私は自分の足元を見詰め確実に一歩一歩、歩いて行くと誓ったはずではなかったか。そうであれば普通の医者になって、特別なことは何もできなくても、誰か困っている人を助けてあげられるのではないか。私はC教授と相談の上、山のように背負い込んでいる様々な仕事を徐々に縮小し整理していきました。２００６年の春からは自分のクリニックを持ち独立することにしたのです。ただ、退職後も大学病院には毎月1回通って、これまでに私が治療してきた小児がんの「卒業生」を引き続き診ることになりました。これは私の希望でもあり、ご両親たちの強い希望でもありました。

退職が決まると、まだ語り足りない言葉が私にはたくさん残っている気がしてきました。２００４年の夏に私は里佳子ちゃんに出会い、残っているすべての言葉をこのご家族の闘病の中で絞り出すことになります。

第八章　再生する家族

1　医者の領分

スポーツ・ジャージの里佳子ちゃん

里佳子ちゃん（6歳）が私たちの病棟に入院したのは2004年の夏です。1週間以上も発熱が続き左足の痛みを訴える里佳子ちゃんを連れて、お母さんは市立総合病院の整形外科と小児科を受診しました。不明熱として入院となった里佳子ちゃんに対して様々な検査が行われましたが、程なくして発熱の原因は最悪の形で明らかになりました。X線CTを行ってみると、腹部に腫瘍が見つかったのです。市立病院の医師は私たちに連絡を取り、里佳子ちゃんの転院と治療を依頼したのでした。

緊急入院となった里佳子ちゃんに対して、私たちは腫瘍マーカーのチェックと画像検査を急いで行いました。その結果、体の正中を超える巨大な腫瘍が左副腎から発生しており、腫瘍マーカーからは神経芽腫であることが明らかになりました。左の大腿骨の骨髄に転移が見つかり病期4と診断されましたが、転移がこの1ヵ所だけなのは幸いと言えました。ところが、開腹生検を行ったところ、腫瘍のN－myc遺伝子は100倍に増幅していることが分かりました。これは大変にたちの悪い腫瘍と言えます。進行神経芽腫のお子さんが長期に生存できる確率が3人に1人だとすると、N－mycの増幅した神経芽腫のお子さんではこの確率が、さらに半分にまで下がってしまいます。私は里佳子ちゃんのご両親に大変厳しい内容の説明をしてから、A3プロトコールによる化学療法を開始しました。入院してすぐに里佳子ちゃんは7歳になりました。

里佳子ちゃんはいつも水色のスポーツ・ジャージを着ていて、それが実に様になる女の子でした。言葉とかしぐさとかが、スポーツ好きの女の子らしくとてもきびきびしているのです。顔の輪郭はほっぺたがふっくらとしていて柔らかい雰囲気を醸し出している反面、きりっとした眉からは7歳なりの自分のしっかりとした意志が表れているように見えました。

7歳という年齢は神経芽腫が発症する年齢としてはかなり高い方です。里佳子ちゃんは小学1年生でしたから、私が言っていることを相当なレベルまで理解していました。現在の小児白血病の治療では、病名の告知を行ってから抗がん剤の投与を開始することがほぼ常識になっていますが、小児固形がんでは告知が行われることはほとんどありません。その最大の理由は、固形がんでは白血病と比べて発症の年齢がかなり低いことにあります。

私は里佳子ちゃんに対して病気の説明や病名の告知を行いませんでした。しかし私には、里佳子ちゃんは自分の病気を正しく理解しているように思えてなりませんでした。A3プロトコールのつらい副作用にも決して弱音を吐くことはなく、自分から積極的に挑むように治療を受けていたからです。

幼稚園生くらいの小さなお子さんであれば、回診の時に私は子どもをからかったり、ちょっかいを出して遊んだりしますが、7歳のお子さんでは勝手が違います。私たちの回診はいつも10名前後のスタッフでベッドを回って行きますが、里佳子ちゃんはいつも無言で真っすぐに私に視線を合わせていました。里佳子ちゃんが硬く構えるので私の方もあまり冗談を言ったりしません。里佳子ちゃんのこの態度は私に対してだけで、他のスタッフにはすっかり打ち解けていました。自分の病気に対する治療のリーダーが私であることを見抜き、それに対して敬意を払っているかのようでした。実際、お母さんの話によると、お母さんが回診で私に軽口をきくと後で必ず里佳子ちゃんからお説教をされるとのことでした。

里佳子ちゃんの治療は順調と言えました。1回目の化学療法の後に、左大腿骨の骨髄転移はほとんど消失していました。原発巣も化学療法のたびに縮小していきます。転移巣が簡単に消えてしまった時点で、里佳子ちゃんの病気の治療のポイントは原発巣をいかにきれいに治すかにかかっていると私は考えました。末梢血幹細胞の採取も終わって手術のタイミングを考え始めた頃のある日、外来診療を終えた私の診察室に突然、里佳子ちゃんのお母さんが現れました。

生身の声が聞きたい

「先生、お話があります」

お母さんは思い詰めた硬い表情で診察室に入ってきました。私は椅子を勧めました。

「先生、今日は医者としての先生ではなく、子どもを持つ親としての先生の話を聞きたいんです」

「どういう意味でしょう？」

私はお母さんの真意を計りかねました。

「先生の生身の声が聞きたいんです。里佳子がこの後どうなるのか、先生が里佳子をどう思っているのか、親の立場からの声を聞きたいんです」

「うーん、つまり、ざっくばらんに僕が思っていること？」

「そうです。私は……、私は、毎日不安で不安でたまりません。この子のいない人生なんて考えられません。里佳子に何かあったらどうしようと考えると夜も眠れません。不安な気持ちのまま、夜うとうとして、夜明けにぱっと目が覚めることがあるんです。窓の外が白くなっていて。私は、里佳子ちゃん、大丈夫？　息してる？　って思って、いつも里佳子の顔に手をかざすんです。里佳子がいなくなったら、私は生きていても意味がないんです」

「……分かりますよ、お母さん。みんな不安ですよ。301号室のお母さんたちは誰だってそうです。でも、その不安を乗り越えてゴールを目指して行かないと……、里佳ちゃんはあんなにがんばっているじゃないですか？」

子どもがいなくなったら自分は生きていけないという言葉に私は内心、動揺していました。確かにどのお母さんでもこのような心境になることは珍しくありません。闘病生活が煮詰まっていく中で、自分の子どもの命を自己の存在と一体化させてこれを守ろうとする母親の意志と対峙することはしばしばあります。しかし治療が始まったばかりの早い段階で、そういった思いを直接ぶつけられたことは、私はこれまでにほとんど経験したことがありませんでした。

「じゃあ、お母さん、こうしましょう。せっかく今日は、医者ではなく人として話をしてくれということですから、一つ言いましょう」

お母さんの思いに応えるためには、少し枠をはみ出すしかないと私は考えました。それはルール違反かもしれないけど、真摯に対応するにはそれしかないと思ったのです。

「正直に言うと、里佳ちゃんは治るんじゃないかと思ってるんです。確かに数字だけでデータを見ると、生存の確率ってすごく低いんです。でも数字とは別に、N・mycが増幅していても、これまでに助かったお子さんは、僕の経験では病気の広がり方がみんな里佳ちゃんに似ているんですよ。これは科学じゃありません。僕の経験とか勘です。今の医学はこういうことを言うと、他の医者から科学的根拠はなんだ？　って怒られちゃうんです。だから言わないんです、こういうことは」

私は話を続けました。お母さんの目には涙が浮かんでいます。

「僕も治したい訳ですよ。お母さんは母親として、自分のすべてを懸けて自分の子どもを守ろうとするでしょ？　分かりますよ。僕も子を持つ親としてそれは同じです。でもさらに言うと、僕は仕事を持つ社会人でもあるから、よい仕事をしたいんです。僕のプライドは、一人でも多くの小児がんのお子さんを助けることなんです。里佳ちゃんを治したいし、僕は治ると思って治療していますよ」

お母さんは涙を落としていました。

「ありがとうございます。先生のそういう声が聞きたかった。里佳子を治してください。治して先生は、他の先生たちに自慢してください。ちゃんと治したぞって。里佳子をそのために使ってください」

「……お母さんも治したいし、僕も治したいし、で、おまけに僕はきっと治ると思っているんだから、お母さん、心配することないじゃないですか？」

お母さんは大きくうなずいて、そのあとしばらく泣き続けました。

これまでの小児がんの闘病の中で、私はどのご家族とも精神的に深い部分で共に結びつきながら治療を行ってきたつもりでした。しかし同時に必ずある一線は存在していたように思えます。それは医者としての領分を越えないことです。私はあくまでも医師としてご家族に接してきました。ところが里佳子ちゃんのお母さんは、医師としてではなく人として接してくれと言います。私が語り足りないと思った言葉は、このお母さんを通して子どもたちに伝わっていくのではないだろうか。私はこの先、今までに経験したことがないような人間関係を模索していくような予感がしました。里佳子ちゃんは私にとって、その扉の向こうを覗く最初の患者になるのではないかと考えたのです。

2 この世がなくなればいい

再発腫瘍

里佳子ちゃんの原発腫瘍は手術によって左の腎臓と共に完全に摘出され、腫瘍があった場所には術中照射が当てられました。これにより、里佳子ちゃんは完全寛解に入りました。後はとどめを打つだけです。

里佳子ちゃんに対する化学療法が7回終了して、私は末梢血幹細胞移植の準備に入りました。移植に先立って里佳子ちゃんには4種類の内服薬が投与されます。体の中にいる細菌や真菌を殺す薬です。2005年の6月末の移植に向けてすべてが順調でした。私は最後の確認のために腹部のX線CTを撮影しました。

里佳子ちゃんのお腹を連続して撮影していくと、モニター画面には数秒ごとに次々とお腹の中の断面図が現れます。軽い気持ちでそれを眺めていた私は、ある画面が現れた時に突然、背中に寒気を覚えました。モニター画面の1ヵ所を指差そうとした私の指先は空中で止まってしまいました。

胸とお腹を隔てる筋肉の膜を横隔膜と言います。小指の先くらいの大きさの腫瘤が二つ、横隔膜から盛り上がっているのが見えたのです。

再発腫瘍にまず間違いありません。しかし、治療開始からわずかに10ヵ月しか経っていないではないか。私はCT検査室でモニター画面を見ながら、足元が崩れるような思いにとらわれました。検査台の上には里佳子ちゃんがいて、廊下にはお母さんが結果を待っています。検査が終わって私は何と言ってよいか分からず、里佳子ちゃんとお母さんには病室へ帰ってもらうようにお願いしました。放射線部の技師さんにその場でCTの画像を現像してもらい、私はフィルムを手にしてその日の夕方の小児外科のカンファレンスに向かいました。カンファレンスでスタッフの意見を集約すると、私はお母さんと面談しました。

お母さんは私の硬い表情を見て、その時点でもうすべてが分かったというように、耳を塞がんばかりの苦しげな表情になりました。私はCTの画像を示して再発腫瘍の存在を告げました。

「何で？　何で？　何でですか？　何でこうなるんですか？」

「………」

私はしばらくの間、何も言わずにお母さんの動揺が落ち着くのを待ちました。泣いて苦しんで、また泣いて、感情の嵐が和らいだところでようやくお母さんは顔を上げました。

「先生、移植はどうなるんですか？」

「中止です。移植はできません。腫瘍がある状態で移植しても、病気は治りません」

「じゃあ、里佳子はどうなるんですか？　この後の治療はどうなるんですか？」

「もう一度、手術します。手術で腫瘍を取って、放射線をかけましょう。今度は外部照射です。今回再発した場所は、横隔膜のすぐ下面ですから術中照射が当たらなかった場所なんです。照射の筒が入らない所なんです。逆に言うと、術中照射が当たっている場所からは腫瘍は再発していません。これは、里佳ちゃんの腫瘍には放射線が有効だということです」

「放射線が有効……、放射線が効いたら？」

「腫瘍がすべて消えたら、間を置かないで移植します」

「先生、うまくいきますか？　今の状態は、最初に入院した時に戻ったということですか？　あの時と、今とどっちが悪いんですか？」

「……今です。化学療法が効いていないから再発したんです。本来、神経芽腫っていう病気は、抗がん剤を中心にした治療で治すものなんです。その抗がん剤が効いていない。放射線と手術だけで治すのは至難の業です」

「先生、何で、何でこんなことになったんでしょう？」

「………」

私は答えに窮しました。数字を挙げて再発のデータを説明すればいいのか、慰めの言葉を言えばいいのか、諦めさせればいいのか、勇気を持たせればいいのか、私には分かりませんでした。

「しっかりしてください」

私は叱っていました。

「里佳ちゃんはがんばっています。僕たちも手術に挑もうと思っています。手術は正直言って大変難しい手術になります。一度手術した場所は必ず癒着しますし、術中照射もかかっていてさらに癒着が強くなっているはずです。それなりに出血することは承知しておいてください」

翌日、お父さんもお見えになって私は同じ説明を繰り返しました。手術は1週間後に行われ、再発腫瘍は可能な限り摘出されました。予想通り強固な癒着があり、局所の展開の際に大量に出血しましたが、術後の里佳子ちゃんの全身状態は良好でした。放射線治療の準備期間にA1プロトコールを1回行いましたが、この治療の副作用は大変強く出ました。血小板輸血は19回を数え、輸血が要らなくなるまでに2ヵ月を要しました。里佳子ちゃんの骨髄機能は限界に達していました。

放射線治療は再発腫瘍があった場所に40Gy《グレイ》、その周辺には30Gyを照射しました。この間、抗がん剤の副作用がまだ残っていて血小板輸血が時々行われていましたが、里佳子ちゃんは元気に放射線治療室に通っていました。

母親にしかできないこと

放射線治療を行っている間に、お母さんに予期せぬことが起こりました。高熱が出て体に発疹が出現し、お母さんは内科病棟に緊急入院となってしまったのです。原因は不明でしたが、血液検査をしてみると血液中の炎症反応が極度に高い値を示していました。抗生剤や抗ウイルス剤が何種類も投与されましたが、改善はなかなか見られませんでした。お母さんは個室管理で治療を受けていました。

里佳子ちゃんの放射線療法が予定の量を終了したところで、私はX線CTを撮影しました。照射を行った場所は問題ありません。問題はまたしても、照射をしていない場所でした。腹部大動脈に隣接した2個のリンパ節が腫れていたのです。

私はちょっとだけ迷ってから、CTのフイルムを持ってお母さんが治療を受けている個室へ行きました。お母さんの病気が快方に向かってから里佳子ちゃんの病状を説明すべきなのかもしれません。しかし自分の子どもに関することはどんなことであれ、真っ先に知りたいのが親の気持ちのはずです。これは夏美ちゃんのお父さんに教わったことです。

私は窓の明かりにCTのフィルムをかざして、新たにリンパ節転移が出現していることをお母さんに告げました。

「いやだ、いやだ、こんなことは。何で、こんなことに……」

お母さんは泣いていませんでした。小さな声でつぶやき、不安と恐怖から逃れようとしているように見えました。

「里佳子がこんなことになっちゃって……こんなことになるなら、この世がなくなればいい。全部、なくなってしまったほうがいい」

「……でも、現実はこうやって存在してるんです。里佳ちゃんにとって医者や看護師はいくらでも代わりはいるけど、お母さん、母親はあなたしかいないんですよ。お母さんにしか里佳ちゃんにしてあげられないことって一杯あるんです。それはね、あなたの義務です。里佳ちゃんにできる限りのことをしてあげてください」

お母さんは静かな表情でした。心に何かを決めたのでしょうか。恐怖の闇から小さく小窓を開けたように私には思えました。

「明後日から、イリノテカンという抗がん剤を使いましょう。効果はあまりないかもしれませんが、副作用もこれまでの治療と比べてたいしたことはありません。でも、やらないよりは病気の進行は遅いと思います。この治療はよいからやるのではなく、これしかもう治療が残っていないからやるのです」

「私は……。私は、薬が効いて治ると信じています」

私はうなずきました。

「うん、よいでしょう。でも、治らなかった時に何をしてあげられるかを考えるのも親の務めです」

私は敢えて厳しいことを言いました。そうすることで、お母さんには自分の立ち位置がはっきりと分かるのではないかと考えたからです。そして、こういった厳しい言葉の真意をお母さんは必ず分かってくれると私は確信していました。

3 最後の化学療法

セカンド・オピニオン

イリノテカンによる化学療法は思った以上に副作用が強く、血小板輸血は7回行うことになりました。そして治療終了後に撮影したCTでは、リンパ節転移は3個に増えていました。病気が軽快したお母さんは内科を退院しており、私はご両親との面談に向かいまし

でした。２００５年の9月末のことです。里佳子ちゃんは誕生日を迎えて8歳になったばかりでした。

「里佳子ちゃんの残り時間はもう限られていると思います。今回の化学療法が終わった後で撮ったCTでも、病気がさらに進行しています。こういった薬は回を重ねるごとに効きが悪くなっていきますから、次回の結果はもっと悪いことが予測されます。里佳子ちゃんは今は元気ですから、今のうちに里佳ちゃんに何をしてあげられるかご両親で考えてみてください」

ご両親は深くうなずきました。お母さんの顔からは、以前のような畏れの表情は消えつつありました。

「それから、セカンド・オピニオン、受けてみます？」

この質問にはお父さんが答えました。

「はい、私たちも他の先生の意見を聞いてみたいと思っていました。里佳子にしてあげられることは何なのか、できる限り多くの意見を聞いてみたいです」

「分かりました。誰に聞きます？　私から紹介します？」

お母さんが答えます。

「親の会の方で、セカンド・オピニオンの仲介をしてくれるシステムがあって、そちらに聞いて探してみようと思います」

お母さんは現実に向き合っていました。

「分かりました。では、資料を作ります」

「あのう……」

お母さんが小さな声で質問しました。

「里佳子の命は後、どのくらいなんでしょうか?」

(3ヵ月くらいだろうか)

私は心の中でそう考えました。しかし、私は言ってはいけないと思いました。医者ならば言わなくてはならないでしょう。ですが、私は人として里佳子ちゃんのご家族に接しているはずです。人の余命を告げるのは神様の領分です。

「言いません。そういうことは言いません」

私はきっぱりと言いました。

「そうですか……、それは先生の里佳子に対する優しさですね? では、私は聞きません」

正確に言うと、優しい気持ちで余命の長さを言わなかったのではありません。私は言うのが嫌だった。嫌なことはしたくない、里佳子ちゃんに対しては生身の自分で接しようと思っただけです。ただ、そのことをお母さんに対してうまく表現することはできませんでした。

2度目のイリノテカンによる化学療法を行っている間、ご両親はセカンド・オピニオンを求めて千葉から遠く離れた施設に向かいました。その間、里佳子ちゃんは病棟でお祖母さんと過ごしていました。そして病棟に帰ったご両親と早速面談をしましたが、セカンド・オピニオンの結果は驚くような内容でした。

里佳子ちゃんを助けるためには、思い切って末梢血幹細胞移植に踏み切って、それでも移植後に消えない腫瘍が残れば、それを手術で取り除いてはどうかというものでした。

「お母さん、それで治るって言われたんですか？」

「治るとは限らないけど、最後の可能性だって……」

「つまり、一か八かってことでしょ？」

「どうしたらよいか、分からなくて」

「………」

私は腹を立てていました。その医師に対してではありません。むしろ熱心に話を聞いてくれたその医師に私は感謝したい気持ちでした。そうではなく、我が子の生命の選択をご両親に強いるこの状況を私は腹立たしく思い、お母さんの心を慮《おもんぱか》って深く同情しました。

「その病院で治療を受けるということは、今から転院してそこで人間関係を一から構築するってことですよ。行きますか？　そこまで」

「ただ、その病院はしばらくベッドが空かないのだそうです。ですから、関東の小児病院を紹介しますから、そこで移植を受けてはどうかと……」

「でも関東の小児病院の先生が、同じ意見とは限らないでしょ？」

「はい、ですから、その先生にもセカンド・オピニオンを聞いてみたいと思っています」

「いいでしょう。もう一度、資料を作りましょう」

数日後、ご両親はその小児病院へ行き、もう一つのセカンド・オピニオンを受けました。その医師の意見はまったく私と同じでした。幹細胞移植はやるべきではないし、今後積極的な激しい治療よりも、延命と緩和を目指した治療をするべきとの話です。そうなると、ご両親の選択は千葉に残って里佳子ちゃんの終末を迎えるか、それとも遠く離れた病院で強力な治療を受けてみるかの二つに一つということになります。この時、里佳子ちゃんは2回目のイリノテカンの治療の副作用から回復していました。私は里佳子ちゃんを一時退院として、その間、自宅で今後の方針を家族で話し合って来てもらうようにお願いしました。退院前のX線CTを見ると、お腹の中のリンパ節はさらに大きくなっています。化学療法を続けていても腫瘍は徐々に増大していることを、私はご両親に明確に伝えました。里佳子ちゃんの残り時間には限りがあるということを、私はX線フィルムを見せることで十分に分かって頂きたかったのです。

プールと安曇野

数日後、一時退院から病棟に戻ったお母さんに会ってみると、お母さんの表情は先日まではまったく違っていました。何かを決心して来たのでしょうか、不安や迷いはないように感じられました。

「あの病院には行きません。知らない病院に行って一か八かの治療は受けられません。そんなところに里佳子を連れて行けません」

お母さんは毅然とした表情で私にそう告げました。

「それでよろしいですね？　万が一の可能性も消えますよ？」

「そこの施設に行けば、私は付き添いもできません。面会だけして、夜、里佳子を病棟に置いて別れなければなりません。パパもお兄ちゃんも里佳子に会えなくなります。家族がばらばらになったら、里佳子は治りません。いえ、そんな思いをするくらいなら、治らなくてもいいです」

「………」

「それよりも里佳子に好きなことをさせてあげたいです。プールで泳がせてあげたいし、安曇野《あずみの》の親戚の家にも行かせたいし……」

「プールですか？」

入院前の里佳子ちゃんはスイミングに熱中していたことを私は思い出しました。

「里佳子は2歳でスイミングを始めたんです。泳ぐのが大好きで大好きで、去年の8月1日に6歳で100メートルの個人メドレーを泳ぎ切ったんです。1級に合格して選手コースに上がることが決まった日に発病したんです。里佳子はあれから一度も泳いでいません。里佳子に泳がせてあげたい。先生、だめでしょうか？」

「いいですよ」

私は答えました。

お母さんの顔がぱっと明るくなりました。

「本当に！」

「でも、具体的にどういう手順にします？　僕は明日から3回目のイリノテカンを始める予定でいます。これを延期しますか？　それとも、治療は予定通りに始めて白血球が上がってきたら、すぐにプールに行きますか？」

「先生、治療は予定通りにやってください。私、その間、スイミングのコーチに里佳子がプールに入る許可をもらって来ます。それから、もし可能なら安曇野に行きたい。去年の夏、家族で安曇野の親戚の家へ行くために荷造りして、その次の日に千葉大病院に入院になったんです」

「分かりました。必ず実現しましょう。では、治療は明日から予定通りにやりましょう」

こうして3回目の化学療法が始まりました。治療が始まると里佳子ちゃんに腹痛と下痢が起こります。しかしこれは一過性のものですから数日で必ず改善します。里佳子ちゃんも十分にそれを理解していますから、痛みに耐えて治療を受けていました。そんなある日、お母さんが、ナースステーションでカルテを書いている私に声をかけてきました。

「先生、スイミングのコーチから許可が出ました。プールで泳いでくださいって！」

「ほう、それはよかった」

「里佳子のために50メートルの競泳用のプールの水を全部入れ替えて、きれいなお水で泳がせてくれるんですって！　スイミングの会員が何千人もいるんですけど、里佳子のために貸し切りにしてくれるんです」

「それはすごい」

　これには私も驚きました。

「安曇野の親戚も大喜びでいつでも来てくれって」

「そうですか。里佳ちゃんの白血球はこれから少し下がって、その後すぐに上がると思いますから、具体的な日程を近いうちに決めましょう」

「はい」

　お母さんは笑顔でした。

　しかし事態は思った方向には進みませんでした。イリノテカンによる副作用で腹痛を訴えていた里佳子ちゃんですが、時間の経過と共に腹痛はますます強くなっていきます。下痢はもう止まっていますから、これは副作用による痛みではありません。腫瘍が大きくなっているために腹痛を起こしているのです。里佳子ちゃんには疼痛コントロールが必要でした。注射薬を使えば痛みを抑えることは簡単でしょう。しかしそれでは病院から離れられなくなります。私は麻酔科のT先生と相談して、フェンタニル（合成麻薬）の貼り薬を里佳子ちゃんに使うことにしました。毎日このパッチを貼って、それでも痛みを強く感じる時は、モルヒネのシロップを飲んでもらうことにしました。

里佳子ちゃんが元気でいられる時間が限られてきたことを、お母さんは十分に理解していました。一家で話し合いをした結果、プールは断念して安曇野に家族旅行をすることになりました。里佳子ちゃんの骨髄機能は化学療法の副作用から十分に回復しています。痛みはうまくコントロールされています。自分の力で食事ができますから、ＩＶＨカテーテルから点滴する必要もありません。

２００５年の11月下旬、里佳子ちゃんの一家は安曇野に出かけました。私は、長野県にある小児病院の血液腫瘍科の部長先生に電話を入れ、里佳子ちゃんに何かがあった時はくれぐれもよろしくお願いしますと電話の前で頭を下げました。結局、里佳子ちゃんの化学療法はこの回が最後となります。

4 白い世界

最期の日々

３泊４日の旅行を終えた里佳子ちゃんは病棟に戻っていました。私はお母さんを自分の外来診察室に呼びました。その時の面談は、医師と患者家族の話し合いという雰囲気ではありませんでした。ターミナルを迎えた患者のご家族とどういったふうに付き合えばいいのか、それまで私はいつも迷っていました。医師として関わるべきなのか、カウンセラーとして関わるべきなのか、それとも宗教者のように関わるべきなのか。この時、私はもう、そういったことを考えるのをやめていました。人として関わればいいのだと、自然と私は悟っていました。

「どうでした？　安曇野」

「風がほっぺに気持ちいいって、何度も何度も言ってました」

「なるほど。ここで生活していると風は感じませんからね」

「空が青くてきれいだねって……、雲が真っ白だねって」

「………………」

「安曇野の家には屋上があるんです。そこから流れ星がたくさん見えるんです。お兄ちゃんと一緒に流れ星を見て、何個見えたかって二人で競争していました。ママ、幸せだねって里佳ちゃんに言われて、私、本当に幸せでした」

「……そうですか。それはよかった。お母さん、化学療法はもうやめましょう。お家に帰りましょう」

「はい。私もそう思います」

「化学療法をやらないということは、里佳ちゃんのために何もしないということでは全然ありません。お母さんには、里佳ちゃんのためにやらなくてはならないことが、まだまだ一杯あります」

「私も、里佳ちゃんが少しでも長く元気で、少しでもたくさん笑っていて欲しい」

「そうですね。里佳ちゃんの持ち時間が後どのくらいなのか、僕には分かりません。ご家族で楽しい時間を作ってください。残り時間が終わっても、お母さん……」

「はい？」

「死、なんてものは存在しないんですよ」

私は医者になって初めて、患者のご家族に対して「死」という単語を使いました。

「何かがこれでもう終わるという死、なんてないんです。里佳ちゃんに触れることはできなくなっても、お母さんはこれからもずっと里佳ちゃんと対話を続けるはずです。これまで一緒に生きてきたように、これからも必ず一緒に生きていくことになります。私の言葉の意味は、いつか必ず分かります」

お母さんは私の言葉を反芻《はんすう》するかのように静かにうなずきました。私は少し間を置いてから口を開きました。

「お母さん、七海ちゃんっていう神経芽腫のお子さんの話、聞いたことありますか？」

「はい。ママたちの話題で何度か出てきて……」

「自宅で最期の日々を過ごしたんです。会ってみますか？　なっちゃんのお母さんに」

「……はい。お願いします」

こうして里佳子ちゃんは自宅に帰ることになりました。数日後、里佳子ちゃんのご両親は、七海ちゃんのご両親と懇談する機会を持ちました。七海ちゃんのご両親からたくさんの話を聞き、里佳子ちゃんのお母さんは、自分は一人ではないと思ったと言います。同じ病気で同じ日々を過ごした人から励ましの言葉をもらい、人と共にあるという安心感が心の中に湧いてきたそうです。

週に1回から2回、里佳子ちゃんは病院に戻って血液検査を受け、必要な輸血や抗生剤の投与を受けました。しかしやがて食事が摂れなくなり、自宅でIVHカテーテルから点滴をするようになりました。疼痛コントロールに必要な薬の量は徐々に増えていきます。お腹の張りも次第に強くなっていきました。年末に熱を出したため私は大急ぎで強い抗生剤を使い、里佳子ちゃんはぎりぎりで間に合って大晦日を自宅で過ごすことができました。

年が明けて里佳子ちゃんの容態は一気に悪くなりました。食事を摂らなくても嘔吐し、呼吸困難を何度も起こしました。お腹はぱんぱんに張っています。ご家族が自宅で看るのはもう限界でした。そんな時に里佳子ちゃんが言います。行こう、ではありません。「病院に帰ろう」でした。

命のカレンダー

2006年1月9日、里佳子ちゃんは救急車で病院に戻りました。私たちは里佳子ちゃんの周りに駆け寄りました。

「大丈夫、大丈夫」

「心配ないよ」

看護師たちが口々に里佳子ちゃんを勇気づけます。私は最低限の点滴だけを里佳子ちゃんにつなげて、フェンタニルの持続注射を開始しました。

里佳子ちゃんは半分眠って半分起きている状態で毎日が過ぎていきます。命のカレンダーを一枚ずつめくっているかのようです。フェンタニルの量は日増しに増量されていきました。私は毎日、何度も何度も里佳子ちゃんの個室を訪れて、里佳子ちゃんとの時間を共有しました。お母さんは里佳子ちゃんに未来の話をしていました。

「里佳ちゃん、病気が治ったら何をする？　どこ行きたい？　里佳ちゃん、今は寒いから、桜が咲くころにプールに行こうよ。それからどうしようか？」

里佳子ちゃんが聞いているかどうかは関係ありません。お母さんは語り続けました。お話をして、手や足をさすってあげることが、里佳子ちゃんから不安や痛みを取る最高の治療なのです。

２００６年1月21日は朝から雪でした。

「鳥がたくさん、飛んでる」

窓の外を見て里佳子ちゃんは言いました。ビニール袋に雪を詰めて里佳子ちゃんの個室に訪れたのは、最初からずっと一緒に闘病している〝クマの魁斗君〟のお母さんでした。

「里佳ちゃん、分かる？　雪だよ」

魁斗君のお母さんは目に涙を一杯にためて、里佳子ちゃんに雪を手渡しました。

「冷たくて気持ちいい」

それが里佳子ちゃんの最後の笑顔でした。

夜になって里佳子ちゃんは昏睡状態になります。ところがその後、数時間すると突然起き上がり大きな声を出しました。当直医は鎮痛剤に加えて麻酔剤を使って里佳子ちゃんを眠らせ、私の自宅に連絡を入れました。

千葉の夜は、白い世界でした。大雪で交通機関はほとんど麻痺しています。動いている交通機関を乗り継いで、私は2時間かけて病院にたどりつきました。照明に浮かび上がる雪に覆われた大学病院は神々しく見えます。私は雪に足を取られながら里佳子ちゃんがいる病棟を見上げ、そこに命が存在するということを強く意識しました。

里佳子ちゃんの個室の扉を開けると、お母さんが「がんばれ、がんばれ」と、静かな声で歌を歌うように里佳子ちゃんの手をさすっています。里佳子ちゃんの周りにはお父さんもお兄ちゃんも、そして何人もの親戚の方々がいて、個室は満杯状態になっていました。

「先生、里佳子はがんばっていますよ」

お母さんが言いました。

「そうですね。本当によくがんばっていますね」

私は20年近く前のB先生の言葉を思い出していました。「患者のそばに立っていろ」という言葉です。

(言われなくたって、そばにいるよ)

私は誰に向かって言うではなく、心の中でそうつぶやいていました。里佳子ちゃんの意識はほとんどありませんでしたが、身の置き所がないように頭を振ったり体をよじったりします。苦しそうにも見えますし、まだ何かやりたいことがあって急に目を覚ましそうにも見えます。ただ、私にはもう十分がんばったように思えました。

2時間くらい経った時でしょうか、私は、

「お母さん、里佳ちゃんはもうがんばらなくてもいいかもしれないね」

と言ってみました。

それまでずっと「がんばれ、がんばれ」と励ましていたお母さんは穏やかに笑って言いました。

「本当ですね。励ましていいのか、励まさないほうがいいのか……」

「無理しなくていいよ、里佳ちゃん」

「そうですね」

お母さんは今度は「がんばらない、がんばらない」と歌うように里佳子ちゃんに声をかけ始めました。そのうち里佳子ちゃんは小康状態になりました。心電図モニターは安定した数字を示しています。呼吸も規則正しいし、苦しそうな素振りも減ってきました。私はお父さんと連れ立って廊下に出ました。

「お父さん、里佳ちゃんは今夜は大丈夫だと思います。みなさん、長時間個室で立ちっぱなしですし、今夜はお父さんとお兄ちゃんだけ残って、一度帰られたらどうでしょうか？」

「そうですか。分かりました。ちょっとみんなに声をかけてみます」

しかし、結局誰も帰宅することはありませんでした。帰ろうにも交通手段が完全に途絶えて、病院に泊まる他なかったのです。小児外科病棟のエレベーター・ホールは、雑魚寝《ざこね》する人で一杯になりました。

「これって、絶対、里佳ちゃんが雪を降らせたんだね」

私はお母さんに言いました。

「そうかもしれない。里佳子のパワーかしら」

「里佳ちゃんってみんなを引きつけるんですよ」

私はそう言って、その晩は里佳子ちゃんの部屋を辞しました。この夜は最後の夜になるかもしれません。家族で一緒に過ごすべき夜です。私は病棟から階下に降りると、小児外科の医局の長椅子で仮眠をとりました。

心電図の波形が乱れてきたのは翌朝でした。里佳子ちゃんの呼吸はゆっくりと小さく、そして途切れ途切れになっていきます。顔からは赤みが失われ、青いような白いような表情に変わっていきます。体を動かすことはありません。小さく息をして、そしてそれを止める。それを何度か繰り返しました。

私たちは次の息を待ちました。沈黙が流れました。心電図の波形は1本の水平な線に変わっています。私は白衣から聴診器を取り出しました。この聴診器は、里佳子ちゃんを看取るために1週間前に用意しておいたものです。まだ一度も使っていません。里佳ちゃんの胸に当てます。

何も聞こえませんでした。

「9時39分です」

私はその時刻を告げました。8歳の里佳子ちゃんは家族や大勢の人たちに見守られて天国へ逝きました。

里佳子ちゃんの部屋は泣き声で包まれていました。しかし、今度も私は涙を流しませんでした。里佳子ちゃんのことを可哀想とも悲しいとも思いませんでした。

（お母さんが泣いてるから、里佳ちゃん、お母さんのそばにいて。また生まれておいで、なんて言わないよ。里佳ちゃんはこれからも家族と一緒だよ）

私は心の中でそうつぶやきました。

死化粧は、受け持ち看護師とお母さんと私で行いました。里佳子ちゃんは水色のスポーツ・ジャージに着替えさせられていました。

「お母さん、やっぱり里佳ちゃんは水色のジャージが一番似合うね」

「今日はたまたまこれしかなくて。でも、本当。里佳子は水色が大好きで、そしてジャージが似合う子なんです」

チームの一員

死化粧が終わった後、私はご両親と最後の面談を行いました。カルテをめくって1年5ヵ月の闘病を振り返ります。治療の一場面一場面を思い出しながら、私たちは里佳子ちゃんのがんばりを讃えました。カルテの最後のページを閉じた時、私には最後の仕事が残っていました。こんなにも柔らかい気持ちで口にすることができたのは初めてでした。

「里佳ちゃんの闘病は終わりましたけど、私たちの医療はまだ終わっていません。この病気はいつか必ず克服しなければなりません。この病気を少しでも深く理解して、これから闘病する未来の子どもたちに少しでもよい治療ができるように、里佳ちゃんを解剖させてください」

お母さんは即答していました。

「里佳子は、自分のことを小児外科の医療チームの一員だと思っていました。小児外科の一員ですから、先生がやろうとすることには当然協力します。ぜひ解剖をお願いします」

私はその言葉を聞いて少しだけ泣きそうになりました。

1年5ヵ月をがんと闘い、8年3ヵ月の人生を走り抜けた里佳子ちゃんは、私たちのチームの一員として最後のがんばりをしようとしていました。確かにこれで里佳子ちゃんの家族には一つの区切りがついたことになるでしょう。しかしそれはたとえて言えば、一家の物語の序章の最後に句点がついただけのことです。里佳子ちゃんを失った悲しみはすぐには癒えないかもしれませんが、第二章の幕は必ず開きます。そして、一家の再生の物語の主人公はもちろん里佳子ちゃんです。残された家族の一人一人が里佳子ちゃんと対話することで、このご家族は必ず再生すると私は確信していました。

私に残された時間はもう、あまりありませんでした。２００４年の秋、私の前に最後の患者が現れていました。その子は生後1ヵ月の男の子でした。

第九章　最後の患者

1　震える指

勇星君のがん宣告

勇星君が産院から退院して1ヵ月ほど経った頃、お母さんは、ようやく育児の慌ただしさが落ち着いてきたと感じていました。勇星君は第2子ですが、だからといって育児が楽だということはありません。3時間ごとの授乳とおむつ替えの毎日が忙しく過ぎていく中で、ちょっとずつですが我が子が成長しているのをお母さんは実感していました。そんなある日、勇星君はミルクを嘔吐しました。赤ちゃんがミルクを吐くことはさして珍しいことではありません。最初はあまり気にしませんでしたが、嘔吐はその後もたびたび続きました。

生後1ヵ月の赤ちゃんのお腹の大きさはこれでよいのだろうか。大きく張ったお腹。そして考えてみれば、ここ数日はうんちの出方が変です。一度に全部出きらない。少ない量のうんちがちょこちょこ出ます。ミルクの飲み方も悪くなってきています。何となく不安になったお母さんは近所の小児科を受診しました。事態はここから急変します。

医師は当初、生後1ヵ月の赤ちゃんが吐くのは心配ないよと笑顔でした。しかし診察台に勇星君をのせてお腹を診察すると、医師の顔から笑顔が消えました。

「お母さん、紹介状を書きますから今からB中央病院へ行ってください」

お母さんの顔色が変わりました。心臓がどきどきします。

医師が紹介状を書くのを待合室で待っている間、お母さんの不安は増すばかりでした。一体、この子の体の中に何が起こっているのだろう。紹介状を受け取ると、お母さんはB中央病院までの道を車で急ぎました。

B中央病院は、小児科医のスタッフが充実したその地方では大変有名な病院です。大病院に来ることで安心感と同時に、病気が重いのではないかとの心配が湧いてきます。外来待合室でしばらく待った後、勇星君は診察室へ呼ばれました。紹介状を読んでいた小児科医は顔を上げると、勇星君のお腹を診てみましょうと診察台を示しました。

衣服を取ってお腹を出すと、さっきよりもお腹が張っているようにお母さんには見えました。

「お母さん、このお腹はいつからこんな感じですか？」

お母さんは額に汗がにじみました。いつからと聞かれても答えようがありません。さっきまでこんなじゃなかったのです。医師の声は優しく丁寧ですが、自分が強く責められているような気になりました。

検査室に移ると、すぐに超音波検査が始まりました。明かりが落とされた暗い部屋の中で、お母さんは超音波検査のモニターに目を凝らしました。医師は超音波のプローブを勇星君のお腹全体に動かしていましたが、やがてその手は一ヵ所に止まりました。沈黙が続き、お母さんの胸の鼓動は早鐘を打つような状態になっていました。

「お母さん、お腹の中に大きなしこりがありますね」

医師の声は冷静でした。

「これから入院してください。入院してもうちょっと詳しく調べます。骨盤の中に大きな腫瘍があるんです。腫瘍のせいでお腹が張ってしまって、うんちもおしっこも出にくい状態になっているんです」

（シュヨウ？　シュヨウって一体何のことだろう？）

お母さんは恐る恐る尋ねました。

「先生、シュヨウってどういうことですか？」

「骨盤の中に、大きなしこり、かたまりがあるんです。こういうのを腫瘍って言うんですが、つまり、小児がんだと思います」

「がん？」

お母さんは医師の顔をまじまじと見詰めました。

（この人は一体何を言っているんだろうか。生まれて1ヵ月のうちの子が、がん？）

お母さんはまったく理解できませんでした。

「すぐに病棟に連絡します。ちょっとここの椅子で待っていてください」

小児がんという言葉が頭の中を回ります。さっきから心臓は張り裂けんばかりに高鳴っています。何だか気分が悪い。指先が痺れる。お母さんは自分が喘ぐように猛烈なスピードで息をしていることに気づきました。この子はどうなるのだろうか？　自分はどうなるのか？

薄れる意識の中で、看護師が何人も駆け寄って来るのが見えました。「ゆっくり呼吸して」という言葉が遠くから聞こえます。何か口元にビニール袋が当てられています。しかし、いったん坂道を転げ落ちたような自分の心と体を持ち直すことはできませんでした。お母さんは完全に周囲と意識が遮断されて、闇の中に放り出されました。

気がついた時、自分がどこに横たわっているのかしばらくは分かりませんでした。そこは勇星君の入院ベッドでした。お母さんは勇星君と並んでベッドに寝かされていたのです。

この体験はお母さんにとって強烈な印象となりました。医師から勇星君の病状について何か説明がある時は、それは恐ろしい話をされるということです。お母さんはこれ以降、医師との面談のたびに繰り返し恐怖を感じることになります。

手術はできない

勇星君がB中央病院にいたのはわずか1日だけでした。X線CTを撮影してみると、骨盤の中に巨大な腫瘍があって直腸も膀胱も圧迫していることが分かりました。医師たちは尿道からカテーテルを入れ膀胱の中の尿を外へ出し、授乳を中止して点滴を開始しました。そして私たちの施設へ電話で転院を依頼し、その結果、勇星君は翌日の朝一番に救急車で千葉大学病院へ搬送されることになったのでした。

B中央病院から千葉大学病院へは救急車で1時間もかかりました。救急車は左右に大きく揺れて、それがまたお母さんの不安を増したと言います。恐怖に近いような不安感の中で、お母さんが勇星君と共に千葉大学病院にたどりついたのは、２００４年9月14日のことでした。

外来診察室で私は勇星君の衣服を取ると、お腹をそっと触ってみました。それと同時に勇星君の表情を窺《うかが》うと、何だか機嫌の悪いような顔つきで、少しいやいやをするような素振りを見せます。勇星君のおへそは上の方を向いていて、下腹部が大きくそして硬く張っています。

シャウカステンにかかっているX線CTのフィルムに私は目をやりました。骨盤の中はほとんど腫瘍で置き換わっていますので、どこから腫瘍が発生しているのか画像からは分かりません。しかし私には、勇星君の腫瘍が前立腺から発生したがんであることが、ほとんどお腹を触った瞬間に分かっていました。

前立腺とは、膀胱の出口にあって尿道を一周取り囲むクルミのような形と大きさをした男性器官です。前立腺から腫瘍が発生すると膀胱が上の方に押し上げられ、恥骨のすぐ直上に腫瘍はせり出すように硬く触れます。そして前立腺から発生する小児がんと言えば、それは横紋筋肉腫しかありません。勇星君は前立腺原発の横紋筋肉腫のはずです。私は12年前にも前立腺原発の横紋筋肉腫の治療をした経験があったため、勇星君のお腹を触っただけでそれと分かったのでした。

前立腺原発の横紋筋肉腫の治療は大変にやっかいと言えます。なぜならば手術ができないからです。手術を行って腫瘍を取ってしまえば、子どもは尿道も一緒に失ってしまいます。つまり、普通におしっこができない体になってしまうということです。そうなると治療の中心は抗がん剤と放射線療法ということになりますが、生後1ヵ月のお子さんに抗がん剤を投与したことは、さすがに私も経験がありませんでした。

ただ、当時私は、日本の小児肝がんのグループスタディーのまとめ役をやっていましたので、日本中の小児肝がんのデータを把握していました。小児肝がんは他の小児固形がんと比べて、かなり小さい月齢で発症することが時々あります。肝がんと横紋筋肉腫では使用する抗がん剤の種類は違いますが、私は自分なりに、生後1ヵ月の赤ちゃんに対する抗がん剤の投与量とどの程度の副作用が出るかのイメージはついていました。

もし、すべての治療がうまくいってこの子が無事に退院していくとなると、それに要する時間は1年半だろうと私は考えました。それはちょうど、私の大学病院の退職の時期に一致します。

（この子は最後の患者だ）

私はそう直感しました。それと同時に、自分がこれまで積み上げてきた小児がん治療の総決算がこの子で試されるのだと思いました。

私は勇星君のお母さんに向き直ると、自分の所見を淡々と述べました。あまり強い感情を込めて話をすると、お母さんの感情が堰《せき》を切って崩れてしまうのではないかと私には思えたからです。病名はおそらく前立腺原発の横紋筋肉腫で手術はできないこと、抗がん剤を中心にした治療が1年以上続くことを私はあっさりとした口調で伝えました。お母さんは口数も少なく、ただただ硬い表情で私の話を聞いていました。こうして勇星君の闘病が始まったのです。

入院の翌日に、私たちは勇星君に開腹生検とＩＶＨカテーテルの挿入を行いました。全身麻酔で深い眠りに入っている勇星君の下腹部の皮膚に、私は大きく横方向に切開を入れました。腹膜を開いてお腹の中に入ると膀胱や腸が目の前にせり出してきました。これらを横に避けると灰白色の大きな腫瘍が姿を現します。原発部位は前立腺に間違いありません。私は腫瘍の一部を採取すると止血を行ってお腹を閉じました。ＩＶＨカテーテルは、勇星君の右のわきの下の血管から挿入し、心臓の近くまで送り込んで留置しました。

病理検査の結果はやはり横紋筋肉腫でした。横紋筋肉腫に対する化学療法は3種類の抗がん剤の投与です。私は初回の治療として、規定の量の50％で治療を開始しました。

副作用は私が予測していた通り、あまり強くは出ませんでした。血小板や赤血球が減少して輸血はせざるを得ませんでしたが、白血球の数は極端には減少せず重症感染症は起こしませんでした。生後1ヵ月の赤ちゃんですから免疫の力は極めて未熟です。もし感染症を起こせば一気に重症になるのは目に見えています。勇星君が発熱しないことに私は胸をなで下ろしました。

化学療法が終わって3週後に勇星君のＸ線ＣＴを撮影してみると、腫瘍は一回り小さくなっていました。その頃の勇星君はうんちもスムーズに出るようになっていましたから、これは予測していた結果です。しかしこの程度の縮小効果では不十分です。抗がん剤がよく効くお子さんでは初回の治療から一気に腫瘍が縮小します。私は前途に不安を覚えました。排尿は問題なく自分でできるだろうと考えて尿道のカテーテルを抜き、私はご両親と面談しました。

「初回の化学療法は、大きな副作用も出なくてうまくいったと思います。腫瘍も画像を見ると、一回り小さくなっています。うんちもおしっこもちゃんと出るようになっています」

ご両親は私の言葉の意味を素直に喜んでいいのか計りかねている様子で、硬い表情で話を聞いていました。

「しかし、この程度では十分ではありません」

お母さんの表情が強張りました。

「次回からは抗がん剤の量を50％から75％に増やします。抗がん剤の量を増やせば、その分、副作用は必ず強く出ます。これは間違いありません。しかし、腫瘍が今以上に小さくなるかどうかは、やってみなければ分かりません」

「やってみないと……」

お母さんは小さく声を出しました。

「そうです。抗がん剤治療っていうのは、ほとんどの場合、1回目が一番よく効くんです。ただ、次回は抗がん剤の量が増えます。それに期待しましょう」

ご両親は不安そうな表情でうなずきました。

そしてその日の面談から1週後に、私は2回目の化学療法を開始しました。やはり血小板などの下がり方は急激で、輸血の回数は増えました。ところが悪い予測は現実となり、画像検査の結果、腫瘍の大きさにまったく変化は見られませんでした。

さらに4週後、3回目の化学療法を行いましたが、結果はまたも同じでした。本来であれば、抗がん剤の種類を変更するタイミングです。しかし生後間もない赤ちゃんに使える抗がん剤の種類には限りがあります。辛抱強く抗がん剤投与を繰り返せば徐々に効果が出てくるかもしれないと考えて、私はその後も抗がん剤投与を反復しました。

年が明けて2005年になりました。5回目の化学療法が終わった時点で、私は一度、手術の可能性について大学病院の泌尿器科の医師に相談してみました。このままでは治癒はまったく見込めませんから、何とか尿道を温存して腫瘍の摘出ができないかと相談したのです。しかしそれは不可能であるというのが結論でした。

2005年の4月、勇星君は7回目の化学療法を迎えていました。ここから事態はさらに悪い方向に進みます。

2 新たな悪夢

未明のけいれん

7回目の化学療法が終わってから勇星君は熱を出し始めました。白血球の低下に伴って発熱することは避けられない事態ですから、私たちは連日採血を行い、感染源をチェックし、抗生剤を投与しました。ところがどこに感染源があるのかがどうしても分かりません。そのうちに白血球の数は正常の値に戻りましたが、発熱は一向に改善しません。その上、肝臓の機能を表す数値も少しだけですが悪くなってきました。肝炎を引き起こす可能性のあるウイルスをすべてチェックしましたが、どのウイルスもひっかかってきませんでした。

　私はたびたびベッドサイドに足を運びました。勇星君はもう生後9ヵ月になっていました。いつもお母さんに抱っこされていて、私が遊びに行っても人見知りせず、常ににこにこと笑っていて、一体どこに感染があるのかと不思議になる感じでした。

　そんなある日、勇星君はぐずってなかなか眠ろうとしませんでした。明け方の3時、お母さんに抱かれていた勇星君はいきなりけいれんを始めました。全身がびくびくと激しく引きつります。お母さんは悲鳴を上げました。同部屋のお母さんたちはナースステーションへ走りました。

　当直医が駆けつけると、勇星君の顔色は悪く、全身のけいれんが続いています。処置室に勇星君を運び込むと、酸素を与え、けいれん止めの薬を注射します。けいれんはなかなか止まりません。10分が経ちます。ようやく落ち着いたと思うと、勇星君は大量に嘔吐しました。看護師が素早く口の中を吸引して誤嚥《ごえん》を防ぎます。その後、さらに3回の嘔吐。今度は全身を強く突っぱって体が硬直しています。2回目のけいれん止めを注射。おさまりません。小児外科の当直医は小児科の医師たちにも応援を頼み、未明の小児病棟は騒然となりました。

　採血を行い緊急検査をしている間に、けいれん止めをさらに2回注射します。しかし勇星君は下肢を突っぱったままです。検査の結果が分かりました。電解質の異常です。電解質の値がめちゃめちゃに狂っているのです。医師たちは電解質の濃度を補正する薬剤を注射しました。様子を見ます。しかし、おさまりません。違う種類のけいれん止めを注射します。これを使うと勇星君の呼吸が止まってしまうかもしれません。気管内挿管の道具と人工呼吸器が準備されます。呼吸は大丈夫。自分の力でちゃんと呼吸をしています。やや体の緊張が取れたところで、勇星君はX線CT室に運ばれました。頭のCT撮影です。モニターに目を凝らす医師たち。頭の中に出血はありません。病棟に戻るとさらにもう1回、けいれん止めの注射をうって、朝の6時にようやく勇星君の状態は安定しました。

お母さんは恐怖のあまりほとんど立っていられない状態でした。このまま自分の子は死んでしまうのではないかとさえ、お母さんは思ったと言います。目の前で繰り広げられる光景は悪夢のようで、その悪夢は夜明けと共にようやく消えていったのでした。

けいれんの原因は感染症に伴うものかと当初は思われましたが、抗がん剤の副作用によるホルモンのバランス異常と、それに伴う電解質の異常と結局は分かりました。私たちは徐々に勇星君の電解質の濃度を元に戻し、脳波や脳の画像検査を繰り返して後遺症がないことを確認しました。けいれんはこの一夜で完全におさまりましたが、以前から続いていた発熱はその後も続きます。この事態に私は抗がん剤を再開する決心がつかないままでいました。

視線が合わない

けいれんから1ヵ月が経った時、私が勇星君のベッドサイドを訪れると、お母さんが奇妙なことを言いました。

「先生、勇星ちゃん、何だかどこを見てるか分からないんです」

「ん？　どういうこと？　ちっちゃい子はあっちこっち見るよね？」

「そうじゃなくて、私と視線が合わないんです」

「視線が合わない？」

「勇星ちゃん、何だか目が見えてないみたいなんです」

私は心の中で、えっと叫び声を上げました。勇星君の顔を覗き込んでみると、確かに何の反応もありません。目が見えていないと言われれば、その通りかもしれません。10ヵ月の乳児ですから、自分からは何も言いません。

「お母さん、もう一度脳の検査をしましょう。目が見えていないとすれば、脳が視覚の情報を感じていないのか、もしくは……」

「……何でしょう？」

「目の障害で、視力を失っているかのどちらかです」

お母さんは息を呑みました。私はナースステーションに戻ると、検査部に緊急で脳のC

Tをお願いし、眼科の医師に連絡を取って診察を依頼しました。脳のCT画像は、神経を専門としている小児科の医師にも見てもらいましたが、やはり異常はありませんでした。今回で何度目になるか、繰り返し行った脳波検査にも異常は認められません。そうなると目の検査が非常に重要になります。勇星君の眼底検査が終わるとすぐに、私は眼科の医師に直接話を聞きに行きました。

眼科の医師は重々しく口を開きました。

「網膜の所見は、サイトメガロウイルスの炎症像にほぼ間違いないものです。これまでずっと熱を出していたことも、肝臓の機能が若干悪かったことも、サイトメガロウイルス感染症で説明できると思います」

「しかし、サイトメガロウイルスの検査は繰り返し行っていて、異常はなかったのですが……」

「その理由は分かりません。でも網膜の炎症像は、サイトメガロウイルスに特異的なものです。検査結果に関係なく、抗ウイルス剤を開始してください」

「分かりました。それで視力はどうなんでしょう?」

「ほとんど見えていないと思います」

「両眼とも?」

「そうです」

「予後はどうなんでしょうか？　抗ウイルス剤で視力は回復するんでしょうか？」

「予後は非常に厳しいと思います」

「え？」

「全盲になる可能性が極めて高いと思います」

「この子はまだ生後10ヵ月です。小さいお子さんですから、回復する可能性はあるんじゃないでしょうか？」

「……少しくらいはよくなって、明るさくらいは感じられるようになるかもしれませんが、しかし、やはり社会的には全盲になると思います」

「………」

私は自分のせいだと思いました。私がこの子を全盲にしたのだと思い、強烈な罪の意識に苛《さいな》まれました。私は眼科の医師に礼を言うと、小児病棟で待つご両親の所へ向かいました。この話にお母さんは耐えられるだろうかと思うと、私は非常に不安でした。それでも的確に冷静に伝えねばなりません。私はご両親と一緒に面談室に入ると、眼科の医師の言葉を分かりやすく伝えました。

「でも……」

とお母さんは言います。

「絶対とは言い切れないんですよね？」

「眼科の先生は、まず間違いなく、という言葉を使っていました。ある程度、光を感じても、将来、普通の学校に行ったりすることはできないと思います」

「でも、でも絶対にとは言えないんですよね？」

「……まあ、人間の体に絶対という言葉はありませんから、そういう意味においては絶対ではありません」

「では、私はその可能性を信じます」

私はそれ以上何も言いませんでした。視力のことは重大ですが、それ以上に勇星君の命がもっと大事だからです。勇星君の腫瘍は相変わらず骨盤の中を占拠しており、このままでは治る見込みがどこにもありません。全盲として生きるという表現を眼科の医師はしましたが、その前提として生きるための治療を考えねばならないのです。

抗ウイルス剤を使って勇星君の発熱はようやくおさまりました。私は8回目の化学療法を開始しました。

3 命を選ぶ

手術の決断

２００５年の年末に私はご両親と面談していました。その時点で化学療法は15回を数えていました。抗がん剤の種類や量を何度も変更しています。ところが最近になって、以前のようにまた便の出方がスムーズではなくなっていたのです。勇星君が助かる道は、手術しか残っていませんでした。私はご両親に、勇星君が手術を受ける決断をして欲しいと思っていました。ご両親に判断を委ねるということでは決してありません。ただ、勇星君のご家族が自分たちから手術に挑んで、術後に障害を持っても自分たちの力で人生を切り拓いていくと決意していただけないと、勇星君は決して幸せになれないと私は考えていました。外科医から強制された手術で体に障害が残ると、ご家族は割りきれない思いを抱き、また子どもに対しても負い目を持ちます。そうではなくて、自分たちの力で今の状況を変えていって欲しいと私は願ったのでした。

「今日の聴力検査は、異常ありませんでした。勇星君は視力を失っているので、今後も聴力の検査はとても重要になります。勇星君は、難聴になる可能性のある抗がん剤を使っていますから、これからも繰り返し検査をしていくつもりです。しかし問題の腫瘍ですが、こちらの方は、画像を見るとわずかですが大きくなっています。このまま同じ治療を続けていても、勇星君が治る可能性はゼロだと思います」

「私も……私もそう思います。このままでは勇星ちゃんは、治らないと思います」

お母さんの隣でお父さんもうなずいていました。

「仮に今、手術を決断すれば、直腸はそのまま残せると思います。しかし尿道は絶対に無理です。膀胱は残るか一緒に取らなくちゃいけないか、それはやってみなければ分かりません。はっきりしていることは、お腹に袋をつけてそこにおしっこが溜まるようにするということです。もし、膀胱も一緒に摘出すると、腸の一部を代用膀胱にすることになると思います」

「分かっています、それは……」

「うん、何回か話しましたよね？　さらに悪いことを言えば、勇星君の腫瘍は抗がん剤が効かないので、再発の可能性もあるということです。手術で完全に取り切らないと、結局は再発することになります」

「それも分かっています」

「もう一つ悪いことを言えば、勇星君がこのまま視力を回復しないと、目が見えないままお腹の袋のつけ替えを自分でやらなければならないということです。最初はね、お母さんがやるでしょう。でも、勇星君には勇星君の人生があります。いつかはお母さんの手を離れて生きていきます。その時に、勇星君は自分のことを自分でやる必要が出てきます。目が不自由なまま排尿機能に障害を抱えていくのは大変なことだと思います。それを、本人もお母さんたちも乗り越えなければなりません」

「………」

「手術を受けるかどうかという決断には、勇星君がどう生きるかというご両親の人生観とか哲学が試されるんです。この年末年始の一時退院の間に、ご家族でよく話し合ってみてください」

私たちはそこで面談を打ち切りました。一時退院となった勇星君のご家族は、大きな荷物を抱えて小児病棟を後にしました。

受け継がれるストーリー

年が明け、勇星君は元気に再入院して来ました。私はご両親との面談を後回しにして、早速、化学療法を開始しました。これで通算16回目の抗がん剤投与になります。輸血や抗生剤治療が一段落して勇星君が元気になった1月末に、私は勇星君のお母さんを自分の外来診察室に呼びました。

「どうですか？　ご主人と十分に話し合ってみましたか？」

「はい」

「結論は出ましたか？」

「手術を……受けようと思います。手術をしてください」

私はうなずくと手帳をめくりました。私が退職する3月末まであと2ヵ月もありません。

「2月……15日に手術を行いましょう。手術は、私ではなくD先生にお願いしてみます。残念ですが、私はメスを持つことはできません。3月いっぱいで退職することが決まっています」

お母さんは硬い表情でじっと私を見詰めました。

「……知っています。みんなが、そんな噂をしていて。先生、お体を悪くされたと。最近、先生が手術着を着ている姿を誰も見ていないって……」

「だけどね、大学病院には毎月1回来ます。勇星君たちの診察を月に1回続けます。小児がんは治すことも大事なんだけど、治った後の人生を、周りにいる家族や医者が支えることも同じくらい大事なんです。勇星君は今、1歳でしょ？　お約束します。20年、大学病院に通います。20年間は勇星君の面倒をみますから、勇星君が成人したら、そこから先は自分の力で歩いていってください」

「分かりました。先生、先生はずっといてくれるんですよね？　だったら、私、勇星ちゃんと一緒にがんばります」

「視力を失って、排尿ができなくなっても、大人になった勇星君が、お父さんとお母さんの愛情をちゃんと感じて、ああ、生きていてよかったって思えるように、そういうふうに勇星君と生きていってください」

「分かりました。きっと必ずそうします。だって私、勇星ちゃんが大好きだから」

こうして勇星君は手術を受けることになりました。カンファレンスで腫瘍摘出の術式を検討したところ、おそらくは膀胱は残せるだろうという結論になりました。私は正直言って、自分で手術をしてあげたいと強く思いました。今回の手術は、腫瘍を取るだけの手術ではありません。永久に尿道を失って、障害を作る手術でもあります。これは外科医にとって非常につらい手術と言えます。そういった手術を勇星君の体に刻むことができるのは、本来であれば自分だけであり、それはまた義務であったはずです。私は12年前に、前立腺の横紋筋肉腫の男の子の膀胱を全摘出して小腸の一部で人工膀胱を作った経験があります。当時は私も若く、夢中になって手術をしましたが、その後、その経験は私にとって暗い記憶となって私の意識に根を下ろしました。私の手で、子どもの体の機能の一部を損ねてしまったという負の記憶です。命と引き換えとはいえ、神の領域に自分は立ち入ってしまったのではないかという思いは、ずっと拭うことができませんでした。

今回私は、自分の後輩に当たるD医師に手術を委ねています。私はそのことを、D医師にも勇星君のご家族にも非常に申し訳ないと感じました。手術の前日、私は、12年前に自分が書いた手術所見用紙をコピーして、D医師の机の上にそっと置きました。

手術当日、私は『Story』というタイトルのCDを手術室に持ち込みました。この曲は、〝あなたは一人じゃない〟という勇気を盛り立てるバラードで、元々は里佳子ちゃんが、自分のお母さんを元気づけるためによく歌っていた曲です。里佳子ちゃんのお母さんは、今度はそのバトンを勇星君のお母さんに渡していたのです。勇星君のお母さんは闘病の勇気を振り絞るために、繰り返しこの曲を病室で聴いていました。私はお母さんの願いを入れて、手術室に『Story』を流しました。勇星君はいつものように元気にばたばたと手足を動かして、そして麻酔の深い眠りに入っていきました。

手術は順調に進みました。腫瘍を周囲の組織から剝がす時に、直腸の壁に少し傷がつきましたが、これは構いません。むしろ腫瘍の取り残しの方が怖いのです。尿道を切除して、腫瘍は膀胱からもきれいに剝がれました。私は、摘出された腫瘍を術野の外から受け取りました。拳くらいの大きさです。これをメスですぱっと切って断面を見てみると、腫瘍の一番外側の層は厚い線維質になっています。これは、腫瘍が完璧に取り除かれたということを意味しています。

手術が終わって、勇星君は個室の305号室に戻っていました。ご両親はD医師に呼ばれて、手術の結果の説明を受けています。尿道と一緒にがんを完全に取り除き、その後、膀胱の頂点に穴を開け、ここと皮膚を縫い合わせて膀胱瘻にしてあります。膀胱瘻がある下腹部には大きな袋が張られていて、すでに尿が溜まっています。ご両親がD医師と話をしている間、私は病室で勇星君を一人で眺めていました。手術で疲れたのか、勇星君は今はすやすやと眠っています。

「先生、どうもありがとうございました」

話を終えて、ご両親が病室に入って来ました。

「うん。よかったね。無事にすみましたよ。手術で取った腫瘍の標本は見せてもらった？」

「はい。あれが勇星ちゃんの体の中にあったんですね」

お母さんは震えるような声を出しました。

「詳しくはこの後、顕微鏡で見てみますが、僕の目で見たところでは、腫瘍は完全に取れています。取り残しはありません。うまくいきました。よい手術でしたよ」

お母さんの表情が揺らぎました。

「……先生、初めて」

「ん？　何がですか？」

「先生のお話は、いつも心臓がばくばくする怖い話ばっかりなのに、今日は初めてうれしい話をしてくれました」

「そうですか」

私は苦笑しました。

「今日も手術中に、里佳ちゃんのママから応援のメールが届いて、みんなが応援してくれるから、私も勇星ちゃんも大丈夫です。がんばれます」

私は少し安心しました。いくら頭では分かっていたとはいえ、勇星君が膀胱瘻になった姿を見れば、お母さんはショックを受けるのではないかと思っていたからです。

「よく選んでくれましたね。お父さんとお母さんは、勇星君の命を選んだんですよ。二人が、勇星君を生かしたんです」

こうして19年間にわたる私の小児がんとの闘いは終わりました。勇星君は２０３人目の患者でした。手術から1ヵ月後、勇星君のお母さんと再会を約して、私は小児外科病棟を去りました。

第一〇章　そして永遠を生きる

1　語り続ける仕事

魁斗君の2年

小児がんはいったん腫瘍が再発して増殖し始めると、凄まじいスピードで全身に転移が広がっていきます。根本的な治療方法がなくなってしまい、弱い抗がん剤で命の持ち時間を長くしようとしても、それが生み出す時間はほんのわずかにすぎません。しかし、医者になって20年目の秋に、そうではない子どもを私は初めて見ることになります。

私が大学を退職して半年が経った10月のある日、私は小児外科病棟で〝クマの魁斗君〟のお母さんと向かい合っていました。魁斗君の危篤に際して、深夜、お母さんが私を呼んだのです。この日の3日前には、私の方から魁斗君の病室を訪れていました。魁斗君に10歳の誕生日のプレゼントを届けたのです。

余命3ヵ月と私が宣告してから、2年の月日が流れていました。

魁斗君はその後、イリノテカンによる化学療法を20回も受けていました。抗がん剤が効いた訳ではありません。腫瘍は徐々に魁斗君の全身に広がっているのですが、魁斗君の生命力は病気を上回っていました。ここ半年は化学療法も行っていません。全身の骨に次々と腫瘍が転移し、痛みが出る場所には放射線照射で痛みの緩和を行っていました。

魁斗君はまるで神経芽腫という病気の存在を無視しているようでした。食べ物を飲み込めなくなっても、手が震えて頭痛がひどくなっても、魁斗君は何事もないようにテレビゲームをやっていました。しかし腫瘍の広がりはとどまることを知りませんでした。がん細胞は全身の骨に広がり、頭の形が変わってしまう程でした。骨髄はがん細胞に置き換わってしまい、最近の1ヵ月は毎日血小板の輸血を行っていました。手の指先からは皮下出血が起こり、そこに感染が加わったため、魁斗君の両手は包帯でぐるぐるに覆われていました。多くの人たちに10歳の誕生日を祝ってもらい、安心したのでしょうか、今日になって魁斗君は激しいけいれんを起こしました。注射薬でようやくけいれんが止まった魁斗君に、残りの時間はもうほとんどありませんでした。

私が魁斗君の病室を訪れると、病室から廊下まで、お見舞いの親戚や闘病仲間のご家族で溢れ返っていました。こんなにもたくさんの人が病室に駆けつける場面を、これまでに見たことがありません。個室に入ると、フェンタニルの持続点滴を受けて魁斗君は静かに眠っています。顔には酸素マスクがつけられています。私はしばらくの間、魁斗君の手を握り、心の中で魁斗君に別れを告げると、お母さんと連れ立ってナースステーションに来ていました。

「先生、魁斗は最後の最後までがんばってます」

お母さんは今日も笑顔に涙をためていました。

「そうだね、本当によくがんばったね。こんなにがんばる子は、ちょっといないよ」

「先生、私、魁斗を自慢していいんですよね？」

「もちろんです。お母さん、魁斗君を誇りにしてください」

「魁斗はきっと、自分がいなくなったら私が悲しむから、こうやってずっと生きているんだと思います」

「生きるって大事なことです。魁斗君が生きていれば、お母さんはうれしいものね。魁斗君は本当にお母さんのことが好きなんですね」

「はい。私も魁斗が大好きです」

私はカルテを見返しました。５年前のページに、魁斗君が入院してきた時の経過が細かく書かれています。術中照射のことも末梢血幹細胞移植のこともすべてカルテに書かれています。そして、あと３ヵ月と告げたあの日の面談のことも記載されています。

「先生、あれから２年ですね。もう駄目だと思ってから……」

私はカルテを閉じて、お母さんの顔を見詰めました。

「そうですね。祈りって、やっぱり通じるんですね。信じて祈ってよかった。この状態で2年間生きたお子さんは、これまでに一人も見たことがありません。2年前にセカンド・オピニオンを行った先生たちも、今の魁斗君を知ったらきっと飛び上がって驚くと思いますよ」

「ほんとですか？」

お母さんは少し微笑みました。

「うん。こんな子は日本に一人しかいません。お母さん、魁斗君はこれからもずっとお母さんと一緒です。何も変わりません。明日は僕がいなくても大丈夫ですね？」

お母さんはぽろっと涙をこぼしました。

「……私、がんばります」

「大丈夫、お母さんは大丈夫です」

私は確信していました。このお母さんは必ず、魁斗君との死別を乗り越えることができる。そのために、長い時間をかけてこれまでに私たちは準備をしてきたのです。生きることの時間の意味や、永遠に続く子どもとの心の結びつきを、私は繰り返しお母さんに話してきていました。最後の場面でお母さんは私の助けを必要としないでしょう。私はお母さんの瞳を強く見詰め、小児外科病棟を後にしました。

翌日の午前中に、私は、小児外科病棟の看護師から電話をもらいました。

魁斗君は家族全員に見守られる中、静かに天国に旅立ったそうです。10歳と4日の命です。闘病は5年9ヵ月に及びました。その5年9ヵ月の間、私は魁斗君と共に生活していたと言っても過言ではありません。自分の娘よりも、一緒にいた時間は長かったかもしれません。魁斗君の最期の言葉は「ママー！」だったと言います。私はほとんど無言でその電話を聞いていました。

ちょっと言葉にならない。

私は「分かりました」とだけ答えて電話を切りました。心の中で、魁斗の名を大きな声で呼んでいました。そしてしばらくの間、動くことができませんでした。

（でも……）

と私は心の中でつぶやきました。

（魁斗は可哀想な子ではない）

魁斗君は、私が余命3ヵ月と言ってから、2年もの間を精一杯生き切っています。その2年間はお母さんにとって一生分に匹敵するような充実した時間だったでしょう。魁斗君の一家に対する私の医療もこれで終わった訳ではないはずです。魁斗君がお母さんに語った言葉の一つ一つ、示したしぐさの一つ一つをもう一度すべて振り返って、触れることのできない魁斗君の存在を、ご家族のみんなが感じ取れるようにお手伝いするのが、私の最後の仕事ではないか。そしてこの仕事には終わりはないはずです。魁斗君という子どもを記憶している人間は、永遠に魁斗君を語り続けるべきです。

大学に在職していた時には、なぜこのことに気がつかなかったのだろうかと、私は不思議な気持ちになりました。そして私の背中から、何か重しのようなものが外れたような気がしました。

(まず一人ずつ、会ってみよう。ご家族に)

死とはそれがすなわちすべて悲しみではなく、そこから何かが始まることもあるのだということを、私は信じたいと思いました。

12年ぶりの再会

「先生、お久しぶりです!」

２００６年の夏のある日の夕方、私は自分のクリニックで診療を終えて、何の気なしに待合室にふらっと出ました。そこでいきなりそう言われたのです。

「ん?」

私に声をかけてきた若い女性の顔を、私は見詰めました。その女性は小さな赤ちゃんを抱っこしながら、少しはにかんだような明るい笑みを浮かべていました。確かに久しぶりの再会です。12年ぶりでしょう。でも私は「この子」のことを忘れたことはありませんでした。いつか再会するだろうと思っていたので、私は驚きもせずに言いました。

「おお、麻衣ちゃん！　よく来たね」

そうです。彼女はN市の麻衣ちゃん。12年前に私が治療した卵巣がんのお子さんです。

彼女は何の前ぶれもなく、赤ちゃんを抱いて私のクリニックに現れたのでした。

麻衣ちゃんの闘病が終わって千葉に帰った私の自宅には、毎年、麻衣ちゃんから年賀状が届いていました。その後の様子は年賀状で何となく知っていましたが、麻衣ちゃんの口から聞く話は、やはり私にとってちょっと心が揺さぶられるようなものでした。

中学3年生、14歳の時に、麻衣ちゃんは学校で予防接種の問診票を記入する機会がありました。この時に麻衣ちゃんはお母さんから病気のすべてを説明されたのだそうです。そして、20歳で結婚。21歳で、まさかの妊娠。一方の卵巣を摘出し、抗がん剤投与も受けたのでまさか妊娠するとは思っていなかったそうです。妊娠した麻衣ちゃんは迷わずN市立病院の産婦人科を受診します。

「ああ！　あの時の子だね!?」

手術に立ち会った産婦人科のM先生も驚いた表情だったそうです。しかし、少し問題があることも分かりました。前置胎盤です。子宮の出口を胎盤が塞いでいるために出産は帝王切開になりました。麻衣ちゃんは通算3回目の開腹で、初めての赤ちゃんを産みました。

赤ちゃんは低血糖で、N市立病院の新生児集中治療室に入院。でもその後は、すくすくと育ちます。そして23歳。麻衣ちゃんは二人目の赤ちゃんを身ごもりました。前回が帝王切開だと、今回も帝王切開になります。これで通算4回目の開腹です。さすがにこの時はお腹の中の癒着が強く、出血も多量に及んだそうです。

生まれたばかりの赤ちゃんを連れて、私のクリニックに現れた麻衣ちゃん。私に赤ちゃんを一目見てもらい、12年前のお礼を言いたかったそうです。でも、赤ちゃんではなく、私は麻衣ちゃんを見てしまいます。今時のママというのでしょうか、タイトなジーンズをぴったりと着こなして、本当に二人の子どもを産んだのかと思えるくらいスリムなウエストです。腫瘍を摘出した12年前の大手術の時、私は1時間近くをかけて麻衣ちゃんのお腹の手術創を美容形成的に縫い合わせています。でも今は2回の帝王切開で、恐らく縦に大きい傷が下腹部に入っているのでしょう。つい、そんなことまで考えてしまいました。

「先生、あの時はどうもありがとうございました」

そう言って、麻衣ちゃんは笑顔で頭を下げます。しかし感謝したいのはこっちです。一つの手術で一つの命が助かり、そして二つの命が生まれたのです。

「小児がんを克服して、赤ちゃんを産んだ子がいるんだぞ」

私はこれから胸を張ってそう言えるのです。麻衣ちゃんのがんばりは、これから闘病するご家族にとって不安の闇を照らす明るいガイドとなるはずです。私は麻衣ちゃんに何か気の利いたことを言おうとしましたが、結局は、うまい言葉は出てきませんでした。

「よかったね」

そんなことをごにょごにょと言いながら、私は赤ちゃんの頭を撫でていました。感慨無量です。

2 今一度の光

外来での同窓会

私は自分のクリニックで連日何十人もの風邪のお子さんと格闘している中で、毎月1回、大学病院へ通っています。私が治療した小児がんの卒業生の長期フォローアップ外来を行うためです。朝から始めて午後にまで及ぶ診療の間に、私が診るお子さんはわずか10人程度です。下は2歳のお子さんから上は社会人まで、いろいろな卒業生がいますので、じっくりと時間を使っていろいろなことをお話しするのです。小児がんの卒業生のお子さんたちには、学校や社会へ出てからも、数え上げれば切りがないほどたくさんの困難が待ち受けています。また、治療の後遺症も大きな問題になります。そういった様々なことを、ご家族の相談に乗ったり、他科の医師と協力して解決したりすることが私の外来の目的です。

２００６年の冬、私はいつものように大学病院に足を運びました。私の外来に集まる子どもたちは、共に闘病した仲間でもありますから、待合室はいつも子どもたちの歓声で大騒ぎになります。私はこの光景を見るのが好きです。大きな声を上げて走り回る子どもたちは疲れ知らずで、終わりがありません。これが子どもの本来あるべき姿なのだと思います。子どもは遊ぶ生き物なのです。そして、子どもの遊ぶ姿というのは、周りの大人にエネルギーを注入するのではないかと思います。私は毎回、元気をもらって大学病院での診療から帰って来ていました。

その日、何人かのお子さんを診察した後、私は待合室に出てお母さんたちと一緒に子どもたちの様子を眺めていました。そこに現れたのが勇星君です。勇星君はお母さんに手を引かれてこちらに歩いて来ます。生後1ヵ月で闘病を開始し、尿道と共に腫瘍を摘出して、今はもう2歳になっています。膀胱瘻の管理にもお母さんはすっかり慣れて、以前とは違った母親の逞《たくま》しさがずいぶんと出てきていました。視力障害に関しては、私は、眼科の主治医を大学病院から県のこども病院に変更していました。こども病院の医師の方が、視力障害を持って育っていく子どもに対していろいろとサポートをしてくれるのではないかと考えたからです。

治療を始めた時、勇星君はまだ髪の毛が生えそろっていませんでしたが、今は巻きの入った長く茶色っぽい髪の毛がふんわりと生えています。ちょっとO脚で盛んに歩を進める勇星君は、何だかゼンマイ仕掛けで動いているようにも見えます。近づいてきた勇星君のお母さんと私は挨拶を交わしました。

「お母さん、勇星君、すごいね、すたすた歩くね」

「はい。お陰様で。歩くというより走ってます、家の中で」

お母さんは笑顔でした。

「そうですか。それはいい。ついこの間まで赤ちゃんだったのにね」

「ええ、本当に」

「髪の毛もすっかり生えそろって。ちょっと個性的な髪形だけど」

「そうですね」

私たちが会話を交わしている間にも、勇星君は母親の手を振り払ってそこいらを歩き回っています。私はそんな勇星君の様子を見ていました。すると突然、勇星君はきゃっきゃと大きな声を上げて走り始めました。

「危ない！」

目の前は壁です。私は叫びました。

勇星君はぴたりと歩を止めて、ゆっくりと私の方を振り向きました。目が、合いました。

「……お母さん。勇星君、見えてる？」

「はい……。なんだか、見えてるみたいで」

「こども病院の眼科の先生には？」

「はい、先週行ってきました。眼科の先生も、勇星ちゃん、見えてるんじゃないかって……」

「お母さん！」

私は半信半疑でした。勇星君に駆け寄ると顔を覗き込みました。「見えてるの？」と聞くこともできず、何とか勇星君の瞳から視力を読み取ろうとしました。しかし勇星君はそんな私の思いなど無視して、いやいやをすると私の手を振り払って駆け出して行ってしまいました。

「単に光を感じてるのとは、別ですよね？　見えてますよね？」

私はお母さんに尋ねました。

「はい、ちゃんと物をよけたり、つかんだり。見えてると思います」

「眼科の先生は、視力の回復はまず無理だって言ってたけど……」

「よかったです、先生、本当に」

生きている言葉

私はうんうんと何度もうなずくと、勇星君親子と一緒に診察室に入りましたが、安堵のあまり私の足はへなへなでした。いつものようにお腹を診察して、超音波検査・血液検査・膀胱瘻の袋の張り替えを行いました。その間、私はいつも以上に勇星君の様子を観察していました。私が処置をしようと手を伸ばすと、確かにそれから逃れようとします。張り替えの袋を用意しているとその様子をじっと見ています。その日の診療が終わると、私はお母さんと会話を始めました。

「普通じゃないですか？　勇星君」

「はい。膀胱瘻はありますけど、勇星ちゃんは普通の2歳です」

「そうだね、普通の2歳だね」

「手術してよかったと思います」

「うん。勇星君はたぶん再発しないでこのままうまくいくと思いますよ」

そこでお母さんはちょっと表情が崩れました。

「先生にそう言って頂けると、私、すごく安心します」

「うん。きっとこのままですよ」

「私、勇星ちゃんには何でも好きなことをやらせたいと思います」

「うん、いいじゃないですか」

「入院中は心配ばかりしていましたが、今はもう、あまり悪く考えません」

「それでいいと思いますよ」

「何か問題が起きたら、その時に考えればいいかなって」

「お母さん、強くなったね」

勇星君の目が見えると分かって、お母さんは世界を見る視野が広くなっているようでした。私はお母さんに訊いてみました。

「何で、そこまで強くなれたの？　どこから勇気をもらったの？」

「……里佳子ちゃんかな」

そうでした。勇星君は里佳子ちゃんと共に闘病をしています。最期の日々を迎えた里佳子ちゃんのベッドサイドに、勇星君のお母さんは何度も何度も向かいました。そんなお母さんに里佳子ちゃんは、「勇星君をちゃんと見てあげてね、しっかり見てあげてね」と言っていたのです。

「入院中に里佳ちゃんにたくさん応援の言葉をもらって。里佳ちゃんの言葉が今でも残ってるんです。里佳ちゃんママも、毎日のように電話とかメールをくれて、励ましてくれるし……」

「そうですか……」

里佳子ちゃんの言葉は生きている。こうして今でも人の心を動かして、人を生かしているのです。

治療に終わりはありません。何かが一つ終わっても、そこからまた何かが一つ再生するのです。勇星君と里佳子ちゃんの絆はそれを痛切に感じさせました。私の大学病院での外来診療も、まだ1年経ったばかりです。約束まで、あと19年も残っています。この子たち、そしてご家族の再生の様子を、あと19年かけてじっくりと見させてもらおう。悪いことばかりではないじゃないか。私はそんな思いを抱いて、その日の診療を終えました。

エピローグ

アリエルが大好きだった七海ちゃん。七海ちゃんが亡くなって数ヵ月後、お母さんは自分が死んだ夢を見たそうです。その夢の中で、お母さんはうれしく思ったと言います。なぜならば、自分の最愛の娘に会えると思ったからです。その不思議な夢の内容を夫婦で語りあって、お父さんも死に対する考え方を変えたそうです。お父さんは今、言います。死を美化するつもりはありません、しかし、死は恐怖ではありませんと。

七海ちゃんは可哀想な子ではないとお母さんは言います。80歳までは生きなくても、たった7年の生であっても、その生はとても豊かで、人が一生をかけて経験するすばらしいことのすべてが、その7年間に凝縮されていたと思っています。七海ちゃんの生が7年だったからこそ、七海ちゃんはその輝きで周囲を照らし、周囲の誰もがその美しさに心を奪われたと。

お兄ちゃんを連れて私のクリニックに時々お見えになるお母さんは、今でも七海ちゃんのことを語る時は涙が止まらなくなります。しかしなぜか、私たちは楽しい思い出でも語るかのように七海ちゃんを回顧します。七海ちゃんを語ることは私たちにとって楽しいことなのです。そしていつも必ず、お母さんが外来に見えると他の患者さんがぱたりと途切れ、私たちはゆっくりとした時間の流れの中でお話をすることができます。私はそれを〝なっちゃんが予約した時間〟と呼んでいます。

＊　＊　＊　＊

水色のジャージが似合う里佳子ちゃん。里佳子ちゃんが亡くなって2年以上が経ちますが、お母さんは未《いま》だに、里佳子ちゃんが死んでしまったという意味が理解できないそうです。なぜならば、日常の生活の中に今でも里佳子ちゃんがいるからです。ただ会えないだけで、お母さんは毎日を里佳子ちゃんと一緒に生きています。お母さんは里佳子ちゃんに話しかけ、そして里佳子ちゃんの声を心の中で聞いています。お兄ちゃんは、おやつを食べる時にいつでも里佳子ちゃんと半分ずつにしています。一家の中から里佳子ちゃんは消えていません。今でも家族の一員なのです。

闘病中に、お母さんが里佳子ちゃんに聞いたそうです。

「もし、ママが死んじゃったら、里佳ちゃん、どうする?」と。

里佳子ちゃんの答えはこうでした。

「毎日、ママはいると思って生きていく。朝起きて、ママがいなかったら、お仕事に行っちゃったと思えばいい。寝る時は、お仕事でまだ帰って来ないから、先に寝ていればいい。毎日、いると思っていればいいじゃない？」

お母さんは、里佳子ちゃんのこの言葉によって、今自分が生かされていると言います。里佳子ちゃんに触れることはできなくても、里佳子ちゃんを感じることはできる。お母さんには今も未来も里佳子ちゃんはそばにいる存在なのです。

＊　＊　＊　＊

〝クマの魁斗君〟が亡くなって3ヵ月ほどした頃、お母さんは魁斗君の夢を見たそうです。他界したはずの魁斗君が、この世で大勢の子どもたちと一緒に遊んでいるのを、離れて眺めている夢です。お母さんは号泣しながら、魁斗君の背中を見ていました。目が覚めると、やっぱり枕は涙でぐっしょりと濡れていました。

「また、こんなに泣いて！」

お母さんは魁斗君に叱られたような気がしたそうです。そして、魁斗君は泣き虫なお母さんに憤慨したのか、その後はぷっつりと夢に出てこなくなったと言います。その後、初めてのお盆が終わり、これでもう魁斗君は行ってしまったのかなと寂しく思ったら、魁斗君はひょっこりと夢に現れたのです。お母さん思いの魁斗君が、「ちゃんとここにいるよ」と言いたかったのではないかと、思っているそうです。

魁斗君を失った喪失感は、言葉では言い表せないとお母さんは言います。それと同時に、魁斗君の存在を毎日あらゆる場面で感じています。食事の時間もテレビの時間も、魁斗君の写真は家族といつも一緒です。お兄ちゃんは、命の大切さを日々魁斗君から教わっています。悲しくなったり迷ったりすると、ご両親はいつも魁斗君に励まされます。そんなに泣くなという魁斗君の声がお母さんの耳には聞こえるのです。ぼそっと背中で語りかけるような魁斗君の姿は、以前と何の変わりもなく、自分の近くにあり続けます。魁斗君は一家にとって今でもとても大きな存在なのです。

魁斗君を思うとすぐに涙がこぼれます。涙を流しながら、しかし、笑顔で、

「魁斗？　いますよ、ここに」

お母さんはそう言って、右手の拳をぽんぽんと2回、自分の胸に打ちつけました。

あとがき

私が共に闘病した子どもたちの話を文章にまとめようと思いたってから、もうそろそろ1年になろうとしています。当初は、子どもたちのストーリーだけでなく、「生・寿命・死」といったことを、自分なりの哲学や科学の視点も加えて論じてみたいと思っていました。

しかし実際に筆をとると、子どもたちの生き生きとした姿が私の眼前に鮮やかに浮かび上がってきました。つい最近のことはもちろん、20年も前のことが、映画でも見るようにはっきりとした視覚イメージになっていくのです。私はその子たちともう一度向き合って、彼らの声に耳を澄ませてみました。すると子どもたちが、私という語り部を通じて、自分たちがどれだけ精一杯人生を駆け抜けたかをみんなに伝えて欲しいと言っているように思えたのです。私は素直に、子どもたちを見詰めていた視線のまま原稿を書き進めました。

本書の最大の目的はそれら子どもたちの姿を世界に広く届けることにあります。本書を読んでくださったみなさんにそれが通じたのであれば、私は十分に役目を果たしたように思えます。この子たちのストーリーを、読者のみなさんも周りの人たちに語り伝えていっていただければ、筆者として望外の幸せです。永遠に生き続ける子どもたちの姿をどうか語ってください。

本書に書かれている私のプライベートな部分は、当初の私の執筆構想には含まれていませんでした。しかし子どもたちを見る私の視点は、私の社会人としての成長や死生観とは切り離せないはずだとの示唆をいただき、躊躇する部分もありましたがあえて書き込んでみました。ベッドサイドでただ立っているだけだった一人の小児外科医の成長の記録として、自分のこれまでの人生を自分なりに整理することができて、今はこれでよかったのかなと考えています。

本書の執筆にあたり、多くの方にお世話になりました。すべての名前を挙げることはできませんが、長時間のインタビューに答えてくださったお母さん方には本当に感謝しています。また、私の医師としての成長は、すべて千葉大学小児外科と分子ウイルス学教室にありました。関係するすべての医師・看護師・事務スタッフの皆様に感謝いたします。

出版の原動力になったのは、畏友・親友の毎日新聞社の藤原章生君の励ましです。本書のタイトル『命のカレンダー――小児固形がんと闘う』は、講談社の細谷勉さんが決めてくださいました。プロフェッショナルな編集をしていただいたのは、講談社の澤英子さんです。校正にあたっては、声を上げて泣きながら本書を読んでくれた妻に多くのアドバイスをもらいました。
〝人は宝、人脈は人生の財産〟というのが私の生き方です。多くの人たちに感謝しつつ、あとがきとさせていただきます。本書を読んでくださって本当にどうも有り難うございました。

２００８年４月

クリニックにて
松《まつ》永《なが》正訓《ただし》

文庫本のためのエピローグ

里佳子ちゃんが亡くなって2年が経っても、お母さんは「死」とは一体何かよくわからなかったそうです。ところがある日突然、何のきっかけもなく「死」とは何かを実感し、そのあまりの喪失感にすべての気力を失ってしまったのでした。生きることに目標を見いだせなくなり、ただひたすらつらいだけの毎日を送ることになりました。こうした時期が長く続き、お母さんは抜け殻のようになって無気力な心の奥底に沈み込んでいきました。

スポーツが大好きだった里佳子ちゃん。お母さんもスポーツ観戦が好きで、野球もそのうちの1つの競技でした。2009年にWBC（ワールド・ベースボール・クラシック）という野球の世界大会が開催され、日本代表チームは韓国代表チームと闘っていました。自宅でお母さんは膝を抱え、ぼんやりとその試合をテレビで観戦していました。試合は延長戦になり、イチロー選手が決勝点となる2点タイムリーヒットを放ちました。のちにイチロー選手が振り返って「神が降りた」と言い表した一瞬です。まさにその瞬間に、お母さんは、「世界が変わった。私にもできる」と天啓のようなものを全身に感じたのだそうです。

　お母さんは語ります。

「悲しみのどん底に落ち込んだ時、そこから這い上がるきっかけは他人の力ではないんです。自分しかいない。自分でその瞬間を捉えるしかないんです。それを逃してはいけないと思います。なぜイチローだったか？　わかりません。私、プロ野球のファンではありますけれど、特別イチローのファンだという訳ではないんです。ただあの瞬間にすべてが変わったし、自分でその瞬間を握りしめて離すまいと思ったんです」

　里佳子ちゃんを失い、落ち込み、やがて気力を取り戻したお母さんは、自分が里佳子ちゃんにできることは何だろうと考えました。その時、あらためて自分は「女」であること、そして子どもを産めるかもしれないと気付きました。しかしお母さんの周囲にいる人で賛成してくれる人は誰一人いませんでした。お母さんには、里佳子ちゃんの夢の続きがありました。子どもを産めば里佳子ちゃんが帰ってくるという思いは確かにありました。だけど決して里佳子ちゃんの「身代わり」として子どもを授かろうとしたのではありません。お母さんには、里佳子ちゃんにやってあげられなかったことが、それこそ数え上げれば切りがない程たくさんあったのです。

　その一つが、千葉県佐倉市にある「草ぶえの丘」のミニ鉄道です。入院の直前にここを訪れた里佳子ちゃんはミニ鉄道の電車に乗ることをせがみました。帰宅時間が近づいていたため、お母さんは面倒くさいと思い、「そんなのだめよ」と取り合いませんでした。ところが入院後、里佳子ちゃんは何度も「あの時、ミニ鉄道に乗せてくれなかった」とお母さんを詰《なじ》りました。お母さんは激しく後悔しました。わずか数分、わずか数百円に過ぎない遊びを、我が子にやらせなかったことに、お母さんは取り返しの付かない過ちを犯した気になったのです。

周囲からの反対の声に押し潰されそうになりながら、お母さんは「命」を取り戻したいと思いました。里佳子ちゃんを出産したT産婦人科を受診して自分の気持ちを伝えると、T先生はじっくり考えてみると言ってくれました。数日後、お母さんのもとにT先生から電子メールが届き、そこにはこう書かれていました。しっかりと検査をして体調も十分に整えて、頑張って赤ちゃんを産みましょう、応援しますからと。孤立無援の中で光を見た思いでした。お母さんは、何かに許されたような気持ちになり、これまでに経験したことがないくらい、涙が次々に溢れ出てきました。

お母さんは41歳で赤ちゃんを出産しました。生前、里佳子ちゃんは弟を欲しがっていました。その望みが通じたのか、男の子でした。

お母さんは、産まれてきた弟に与えられる限りの愛情を注ごうと決意しました。

「草ぶえの丘もそうですけれど、そういうイベントだけの話ではありません。私たちは毎日の生活の中で、生活費や時間の制約や自分の体調のことで、子どもに何か要求されても明日でいいやと思ってしまいますよね？　だけど、今できることをやっておかなくて、本当に後悔しませんか？　明日があるって誰が決めたんですか？　ないかもしれません。里佳子はそれを教えてくれました。

だから私は、里佳子ができなかったことを、新しく産まれた弟と、里佳子とお兄ちゃんを含め、家族5人で、私が死ぬまでずっとやっていこうと思っています。入院中の里佳子は生ものを食べてはいけないとか、外出の時はマスクを着用するとか、すべてが制限だらけでした。泥にまみれて遊ぶ？　そんなことはとんでもないという世界に生きていました。そだから弟には思いっきり泥遊びをさせたいんです。それだけのことが幸せだと思える。そして今日、泥遊びをしたいと思ったら、必ず今日やるんです」

里佳子ちゃんを失って8年が経過しました。家族は新しい姿に形を変えて再出発し、充実した毎日を送っているように見えます。けれども里佳子ちゃんは家族の中から今でも消えていません。なぜならば、お母さんが里佳子ちゃんに似てきてしまったからです。

生前の里佳子ちゃんは8歳とは思えないくらい、周囲に対する心配りが細やかで、言葉が豊富な女の子でした。病棟では笑顔の中心になって、自分の明るさを周りに広げ、勇気や元気を伝えるのが上手でした。そういう里佳子ちゃんの生き方を毎日思い出しているうちに、本来そうでなかった自分が里佳子ちゃんとても似た性格に変わってしまったとお母さんは言います。

価値観やライフスタイルも、家事や仕事の手順も、今までの自分とはまるで違うのです。里佳子ちゃんの存在を心のどこかに感じると言うよりも、お母さんの心は里佳子ちゃんと一体化し、同じ視点で世界を見ていると語ります。

「だから私は里佳子がいなくなったとは思っていません。仏壇はありますけど、お線香を焚《た》くとか、花を手向けるとか一切しません。命日なんてないと思っています。8年前に先生から『死は存在しない』と言われましたけれど、今、その言葉が真実だと感じています。里佳子を思い出さない日は一日としてありません。生きていく上でどんなに高い壁に突き当たっても、今ならどんな壁でも崩せるという自信があるんです。だって里佳子に相談すると、必ず答えが出ますから」

里佳子ちゃんの家族は、里佳子ちゃんを中心に立派に再生していました。私はお母さんの長い話を聞き終えて、本当によかったと安堵しました。

＊　＊　＊　＊

クマのぬいぐるみが大好きだった魁斗君は、そのほかにも愛玩してやまないクマのパペットをいつも手にしていました。魁斗君はパペットでお母さんの肩から背中、後頭部をよく撫《な》でて遊んでいたそうです。魁斗君が亡くなり最初に迎えたお盆が終わった時に、お母さんは魁斗君の夢を見ました。ところが現在に至るまで魁斗君は夢の中に姿を現すことはありません。だけど、最後の夢から1年ほど経った時、眠っていたお母さんはパペットで頭を撫でられたのを感じたそうです。一瞬、何の感覚だかよく分からなかったのですが、後で考えてみるとあれは間違いなく魁斗君のしわざだと思い至り、お母さんはうれしくなってしまいました。

魁斗君が亡くなって7年になります。7年前に感じた喪失感はそのままだとも言えます。だけど、ただ悲しみに暮れているのではなく、7年前と同じように魁斗君を今でも家族の一員としてお母さんは考えています。

食いしん坊で美味しいものに目がなかった魁斗君のために、お母さんは食事に拘《こだわ》りを持ちます。日中は仕事に出かけてしまうので昼食は勘弁してもらいますが、朝食と夕食はしっかりと魁斗君の分も作ります。もちろん食卓には写真立てに写真に収まった魁斗君が加わります。魁斗君のお兄ちゃんは大学一年生ですが、当たり前のように写真を食卓へ運びます。

家族で外食へ出かける時もそれは同じです。自宅を出るとき、お兄ちゃんは必ず「魁斗、連れて来た?」とお母さんに確認します。ファミリー・レストランで食事をする際は、お父さん・お母さん・お兄ちゃんの3人分だけを注文するということはありません。必ず余分に料理を注文して、お店の人に取り皿をお願いして、魁斗君の分を取り分けます。

ある時、お母さんはレストランに魁斗君の写真を置き忘れてしまったことがありました。

会計の時に、店員さんが血相を変えて走って来て、「大事なものをお忘れですよ」と叫んだそうです。

お母さんは少し恥ずかしそうに語ります。

「ファミリー・レストランでそんなことをやっていたら、ちょっと変ですよね。お店の人に、普通じゃない客と思われていると思います。迷惑をかけているかもしれません。だけど私、魁斗に食事だけはいい思いをさせてやりたいんです。魁斗は、がんが進行して最後の方では味覚がなくなってしまったんです。何を食べても味が分からないと言っていました。あれだけグルメだった魁斗がああいう状態になってしまって、見ていて本当につらかったんです。だからどうしても拘るんです」

食事を出し続けることは魁斗君のためでもあり、自分のためでもあるそうです。もし魁斗君が生きていれば、必ずこの子はこういう料理を食べるだろうなと常に考えてしまいます。闘病中に、好きな物のすべてを食べさせてやれなかったことは、母親にとって大きな罪悪感になって残っています。せめてその分の償いとして、今、食べさせてやれば、魁斗君も喜ぶし、自分自身も救われるような気持ちになれるのです。

それでも母親という役回りはまだいいなと、お母さんは語ります。闘病中、お母さんは魁斗君とずっと一緒に大学病院で生活をしてきたからです。一方でお父さんは、仕事をこなし家を守っていたため、魁斗君に対してやり残したことがあまりにも多すぎると、今でも時々涙をこぼすそうです。

私はお母さんに話を伺っているうちに、7年前と少し違うことがあることに気が付きました。それはお母さんが泣かなくなったことです。昔のお母さんは、魁斗君の話をするといつも笑顔のままに涙を浮かべていました。その表情には慈しみと哀切みたいなものが混ざり合っていました。しかし今はちょっと違うようです。柔らかい笑顔はそのままですが、以前のように涙をこぼしたりはしませんでした。

だけどそれは、悲しみが癒されたというのとはちょっと違うかなと私は思いました。6年前に話を聞いた時、魁斗君は「いますよ、ここに」と言ってお母さんは自分の胸を叩きました。おそらくその思いが確固たるものに変化したのでしょう。私はお母さんに尋ねてみました。「いますよ、ここに」という気持ちは今でも同じですかと。

聞く必要もない問いかけでした。

「ええ、いつもずっと一緒です」

お母さんの笑顔がいっそう輝きました。

文庫本のためのあとがき

２００８年に単行本で本書を出版する時に、削除した原稿部分がいくつかあります。そのうちの一つは次のようなものでした。私が研修医だった時の病棟風景で、毎日のように点滴や採血を受けている子どもの手足の血管がすべてつぶれてしまった様子を綴《つづ》った文章です。あまりにも切ないのでカットしました。

中には首にしか血管が見えないお子さんもいました。そういったお子さんはすっかり慣れたもので、自分から処置台に乗ると自分の頭を台の外へ落とし首を進展させます。そして、「いーっ、いーっ！」とうなり声を上げると首の静脈が太く怒張して採血しやすくなります。そこへすかさず針を突き立てて採血するのです。

この子の名前を深雪ちゃんと言います。３歳から2年間闘病しました。胸の中に発生した神経芽腫で、がん細胞はリンパ節や骨髄に転移していました。この当時、病期４の神経芽腫で生き残った子どもはほとんど誰もいませんでした。しかし深雪ちゃんは2回の手術と20回に及ぶ抗がん剤治療に耐え抜き、退院していったのです。

退院後は、本来ならば大学病院でフォローアップをずっと続けるべきだったでしょう。ところが深雪ちゃん母子は、外来フォローが始まって6ヵ月でふつりと姿を消してしまいました。私は一体この母子に何があったのかと心配でなりませんでした。ですが、さすがにカルテの電話番号を調べてこちらから連絡するということは、研修医を終えたばかりの私にはできませんでした。

時は流れました。２０１３年の夏のある日、３歳の男の子が風邪をひいて私のクリニックを受診しました。初めて診る患者さんです。診察が終わると男の子のお母さんが口を開きました。

「先生は以前、千葉大学病院の小児外科の先生でいらしたのではないでしょうか？」

私がうなずくと彼女は続けます。

「先生、小児がんの深雪を憶えていますか？　私、深雪の姉なんです」

忘れるはずがありません。私の頭は激しく混乱しました。深雪ちゃんのきょうだいが、風邪をひいて、今、受診している。姉？　だけどこの子は男の子だ。なぜ、男の子が深雪ちゃんの姉なのか？

私が口ごもっていると、お母さんが説明してくれました。

「私です。私が深雪の姉なんです。深雪はもう29歳です」

私は驚いて椅子から立ち上がってしまいました。私の心の中では深雪ちゃんは4歳の女の子のまま止まっていたのです。だけど冷静に考えてみれば、私も医者になってもう26年。時間は過ぎているのです。私は診療を中断して深雪ちゃんのお姉さんと話をしました。深雪ちゃんは抗がん剤治療を2年間にわたって受けたことで、自分の体に自信を失っている。妊娠できる体と思っておらず、生き方が後ろ向きになりがちだということでした。

私はお姉さんを通じて深雪ちゃん母子と連絡を取りました。そしてその2週間後の土曜日の午後に、クリニックへ二人を招きました。

25年ぶりの再会です。まずお母さんと目が合います。びっくりするくらい何も変わっていません。そして深雪ちゃんは……確かに4歳の女の子ではありませんが、大人の表情の中に25年前と何ら変わらないあどけなさが残っていました。でも可愛いという表現は29歳のレディーには失礼かもしれません。深雪「ちゃん」は、深雪「さん」になっていました。

深雪さんのお母さんが通院をやめた理由を、私は、大学病院に対して不満があるからではないかと考えていました。しかしお母さんの口からそういう言葉は出てきませんでした。25年前、転移を伴う神経芽腫が治ることは奇跡みたいなもので、再発したら命はないと私たちも患者さん家族も考えていました。だからお母さんは、再発の有無をチェックする画像検査のために大学病院へ通うことに意味が感じられず、またそのたびに被曝することも心配だったと語ります。悩んだ末に、大学病院から離れたのでした。

深雪さんは、誰もが知っている一流企業に就職していました。時々体調を崩すことはあるものの、普通に生きていると言っていい毎日だったようです。けれども、頭痛や肩凝りなど、何か体調がすぐれないことがあると、それをすぐに小児がんだったことや抗がん剤治療や手術を受けたことに結びつけてしまうのだそうです。

私はそんなことはすべて取り越し苦労だと思いました。本人が思っている以上に深雪さんは、健康的で、綺麗《きれい》です。子どもを産むことだって十分に可能なはずです。そこで私は二人と相談して、地元の総合病院に紹介状を認《したた》めました。循環器内科と腎臓内科に手紙を書いて、心臓と腎臓が妊娠・分娩に差し障りがないことを検査してもらおうと考えたのです。

2ヵ月後に二人は再度私のクリニックを訪ねてくれました。深雪さんが手にしていた総合病院からの返信を読むと、やはり心臓にも腎臓にも後遺症はありませんでした。わずか2ヵ月の間に、心なしか深雪さんの表情は吹っ切れたように明るくなっていました。

お母さんは25年前の心境を切々と語ってくれました。2年に及んだ治療の過酷さ、子どもを失うのではないかという恐怖感、そして闘病仲間との連帯感。お母さんの涙を見て、深雪さんも目を潤ませていました。

2時間近く話を聞いた後で、私はちょっと照れくさかったのですが、深雪さんに正面から向かって言いました。

「君は奇跡の子だ。生き抜いてくれてありがとう。29歳の、小児がん卒業生なんて本当に素晴らしいじゃないか。深雪さんの人生の幕はまだ開いたばかりだから、自分の命を目一杯生き抜いてください」

*

この本を単行本として上梓してから5年が経過しました。その間、本を通じて様々な人と出会いました。がんの子どもを持つ親御さんとも何人も出会いました。千葉から遠く離れた遠方からお見えになる人もいましたし、アメリカから相談の電子メールをもらうこともありました。そしてもう経験することはあるまいと思っていた、子どもとの悲しい別れにも接しました。しかし、くり返しますが「死というものは存在しません」。私はその子たちと共に生き抜いたと思っています。

11年前に脳動脈瘤で倒れて大学を退職せざるを得なかったことは未だに残念な気持ちのままですが、執筆をきっかけに自分の世界が広がり、医師として私は成長することができました。その結果、人生が豊かになったように感じられます。今回の文庫化によってさらなる人との出会いを期待したいと思います。

文庫本を仕上げるにあたって、中央公論新社の黒田剛史さんに大変お世話になりました。

解説文を快く引き受けて下さった森健さんに心から御礼申し上げます。

２０１３年12月

自宅書斎にて

松永正訓

●解説●

死力を尽くした医師だけが言える言葉

森　健（ジャーナリスト）

「ちょっと嬉しい話」という標題で松永医師からメールをもらったのは、二〇一三年六月初旬のことだ。

メールを開くと、「ちょっと」どころではない吉報が記されていた。しばらく前から取材・執筆していると聞いていた「13トリソミー」の原稿を第二十回小学館ノンフィクション大賞に応募したところ、作品が最終候補まで残ったというのだ。

13トリソミーとは「13番染色体異常症候群」のことで、細胞内の13番染色体が通常より一本多い三本あることから、生まれた子どもは口蓋裂や精神遅滞など多くの障害をもつ。けっして長生きはできないとされる障害だ。松永医師はこの障害をもって生まれた子と、その親を一年かけて取材していた。

「験担ぎに誰にも言わないで黙っていようと思っていましたが、落選すると言う機会がないので、メールしました」

そう松永医師は喜びを抑制していた。だが、こちらはそのメールを見た時点で、間違いなく最後まで行くと確信した。それまでの著作三作で松永医師の筆力、視点、著者としての度量の深さははっきりと見えていたからだ。

翌月下旬、その確信どおり、松永医師から「大賞受賞」のメールが送られてきた。


本書は二〇〇八年春に刊行された『命のカレンダー――小児固形がんと闘う』の文庫化である。文庫化は長く松永医師が望んでいたことだった。

自分が外科医として関わってきた小児固形がんの子どもたちやその家族の姿をもっと広く伝えたい、そのためには単行本よりも手頃な文庫のほうがよいのだと思う――。

そう語っていた本書がこうして形になったことは、松永医師としても本望だろうし、われわれ読者にとっても喜ばしいことだ。がんに対する生と死や闘病を扱った作品は珍しくないが、患者が子どもであり、治療が難しい小児がんという題材を、医師という当事者がノンフィクションとして描いたものはほかにないからだ。

小児がんとは十五歳以下の子どもに発生するがんで、その四割が白血病や悪性リンパ腫など血液がん、その残りが神経芽腫や骨腫瘍など固形がんとされる。発病率は一万人に一

〜三人とけっして高くはない。かつてはほぼ「不治の病」とされたが、近年治療成績は向上しており、白血病などの血液の小児がんでは五年無病生存率は八割とされる。

一方、いまなお治療成績が芳しくないのが、小児固形がんだ。

治療が難しい要因には、肉腫のように筋肉と一体化しているような病態ということもあるが、それに加えて、子どもが病気を自覚しにくいため発見時には相当程度がんが広がっていたり、転移していたりすることもある。また、白血球を低下させる抗がん剤を使用することで重症感染症になったり、仮にがん自体が治っても、後年に晩期後遺障害などが発生したりするケースもある。国もこうした状況を見据え、二〇一二年にがん対策推進基本計画に小児がん対策を設け、全国一五ヵ所の拠点病院を指定するなど医療体制の強化を図りだしている。一部の病態で治療成績がよくなったとはいえ、小児がんは依然厳しい状況にあるということだ。

担当する医師としては、検査結果がわかるや否や、あらゆるリスクに目配りをして、外科手術を含む治療計画を立て、実行していかねばならない。

そんな現場で長く小児固形がんに取り組んできたのが、松永医師だ。

本書で描かれているのは、小児固形がんにかかった子どもとその家族の闘病記であるとともに、著者がそれに対峙してきた十九年間の過程だ。なかでも焦点を当てているのは、命を救えなかった子どもたちである。著者は二百三人の小児がんの子どもに向き合い、五十六人の生命を救うことができなかったとしている。ただし、本書で著者が描こうとしたのは「敗北」ではない。

〈(敗北は)間違ったイメージなのではないかと、20年近くかかって思い至りました。(略)治療がうまくいって現在元気にしている子どもたちよりも、治療に難渋し最終的に命を助けることができなかった子どもたちの表情やしぐさが鮮明に思い浮かびます。(略)80年は生きられなかったけれども、精一杯人生を生き切ったのです〉(「はじめに」より)

〈死は何かの終わりではありません。その瞬間、何かが断絶する訳ではありません。それまでの家族の歴史はそのまま未来へと向かって行くはずです。
何かが終わる死というものは、存在しないのではないか。
私はそう思いました〉(「第五章」より)

ここだけ切り出すと、ややもすると〝きれいごと〟と映るかもしれない。だが、本書を読めば、切実な体験から滲《にじ》むように浮かび上がってきた言葉であることがわかる。

担当医師としてその子に向き合い、無数の研究論文にあたって治療計画を立て、やわらかな肌にメスを入れ、変わりゆく数値を注視し、もちうる技術を汗とともに投入する。その死力を尽くした当事者だけが言える言葉だ。

描かれているのは患者の子どもだけではない。親たちは子どもの病気をどう受け止め、どのように対処したか、その苦しみの断面も記している。ある親は希望を求めて海外での治療を模索しようとし、ある親は残りの日々を思って子どもを好きだったプールや自然豊かな郷里へ連れていく。子をもつ親なら我が事のように、その一つ一つの決断をつらく感じることだろう。

そもそもがん患者が子どもであるということ自体が過酷な話だ。患者には生まれてまもない乳児もいれば、思春期に入っていく年齢の子もいるが、いずれも希望に溢れる未来をもっていることには変わりがない。そんな未来ある子どもたちに命を脅かすがんが進行する。心が痛まない人はいないだろう。

一方で、本書には一人の医師の成長譚《たん》という側面もある。医学部生の時にはじめて聞いた病名とその重さへの気づきで小児外科医の道に踏み込んでいくものの、繰り返し手強いがんに敗北していく。そして、「引き返せない」道に入ってしまったことに葛藤を覚えたり、自分自身も過労が原因で生命にかかわる危険に瀕《ひん》したりする中で、より深く子どもの死、人の死というものの意味をつかみとっていく。白衣の中に佇《たたず》む一人の医師の成長をともに歩むことで、生と死、患者と家族の意味が肉づけられていくのである。

本書がジャーナリストなど第三者の著作と大きく異なるのは、松永自身が医師という当事者であることだ。病態の記載から、治療計画の立て方、手術室の進行具合、ある状況における医師自身の心象、あるいは大学病院における医師たちの空気まで、余すことなく医療側の視点が綴られている。検査結果をどのように伝えればよいのか、従来の治療計画を変える必要はあるか、一つ一つの選択を迷いながら決断する。こうした記述で一人の医師がルーティンで回しているのではなく、一人ひとりの患者に真剣に取り組んでいる様子が伝わってくる。

著者の目配りは解説にも及んでいる。小児固形がんという疾患の態様やそれに伴う医学的知識、たとえば抗がん剤の効果とリスクなども難しすぎない程度に解説される。これらの叙述はじつに丁寧で、読者の多くは専門用語などにつまずくことなく、折々の状況を理解しながら読み進めることができるはずだ。

こうした文章の卓越した技量も松永の強みだろう。大仰な言葉は極力排し、目の前で起きた事実、あるいはその時々の心象を抑制された筆致で綴っていく。死に至る場面などはとくにその志向が明瞭だ。苦しい闘病風景やそれに対峙する著者をはじめとする医師団の焦りは克明に記されるが、その子どもが鼓動を止めるときの風景は簡略に、慎ましく描かれる。そこに著者のいたわりを感じないわけにはいかない。

それでも本書は涙を禁じ得ない。ページをめくるごとに胸がふたがれ、読む者の顔が歪《ゆが》んでいく。私自身、たびたび落涙した。これまで生死や闘病を扱った本は何度となく読んできたが、読書で泣いた記憶は一度もない。それが、本書ではじめて、しかも何度となく涙を流した。

にもかかわらず、通読して最後に残るのは、病のおそろしさではない。どんなに短くても、家族によって愛され、祝福された生命は死後も生き続けるという希望だ。

〈死とはそれがすなわちすべて悲しみではなく、そこから何かが始まることもあるのだということを、私は信じたいと思いました〉（「第一〇章」より）

松永はそう終盤に記している。それは長く小児固形がんという難敵に取り組み、多数の生と死を目にしてきた医師だからこそ生まれた実感だったのだろう。いや、もう一歩踏み込んで言うなら、そう思わずにはいられなかったのだろう。

本作から連なる小児がんの三作（『命のダイアリー』『がんを生きる子』。いずれも講談社刊）でも、小学館ノンフィクション大賞を受賞した13番染色体異常の『トリソミー』（『運命の子・トリソミー：短命という定めの男の子を授かった家族の物語』と改題。小学館刊）でも、松永医師の関心は一貫して生と死、丁寧に言えば、死を乗り越えた先の生に向けられている。生命は生殖によって次代を残し、老化や病、事故によって失われていくが、生ある時に残した活動は関わった人すべての記憶に残り、生き続けていく。それが真実であることは、本書の終わりに男子のお母さんが明言している。

〈「魁斗？　いますよ、ここに」

お母さんはそう言って、右手の拳をぽんぽんと2回、自分の胸に打ちつけました〉

この二行のもつ重みを伝えたかったのが本書なのだろう。

はじめて松永医師と対面した際、私は本書の単行本版（『命のカレンダー』）を持参した。

すると、名前とともに、こうサインしてくれた。

「永遠を生きる」

わずか五文字の中にどれほどの思いが込められているのだろう。本書を読んだ後でも、
そう感じずにはいられなかった。

おそらくは読後の読者も同じ思いであろう。

『命のカレンダー――小児固形がんと闘う』（二〇〇八年五月　講談社刊）を改題

中公文庫

小児《しょうに》がん外科医《げかい》
——君《きみ》たちが教《おし》えてくれたこと

2014年1月25日　初版発行
2019年3月30日　再版発行

著　者　松永《まつなが》 正訓《ただし》

発行者　松田 陽三

発行所　中央公論新社
〒100-8152　東京都千代田区大手町1-7-1
電話　販売 03-5299-1730　編集 03-5299-1890
URL http://www.chuko.co.jp/

印　刷　三晃印刷
製　本　小泉製本

Published by CHUOKORON-SHINSHA, INC.
Printed in Japan　ISBN978-4-12-205894-1 C1125

各書目の下段の数字はＩＳＢＮコードです。978－4－12が省略してあります。

中公文庫既刊より

や-39-1
認められぬ病　現代医療への根源的問い
柳澤桂子
長い闘病生活を通して、現代医療の危険な体質を根源的に問い、患者心理を率直に語りながら苦悩に耐えて生きる道を示した感動の書。〈解説〉柳田邦男
203067-1

や-47-1
がん患者学Ⅰ　長期生存患者たちに学ぶ
柳原和子
現代医療の予測を遥かに超えて長期生存を遂げた患者たち。彼らはどのようにがんと闘ってきたのか？　自らががん患者である著者による魂の記録。〈解説〉岸本葉子
204343-5

や-47-2
がん患者学Ⅱ　専門家との対話・闘病の記録
柳原和子
自らががん患者である著者が、現代がん医療のあるべき姿を求めて多くの患者と医療関係者を訪ね、ともに思考した魂のノンフィクション、第二弾！〈解説〉後藤正治
204350-3

や-47-3
がん患者学Ⅲ　がん生還者たち――病から生まれ出づるもの
柳原和子
患者をボディと見る医療に患者を救済できますか？　がん患者の著者が、ＮＨＫ「がん患者に学ぶ」での日米取材を基に、「希望」を探求。〈解説〉白石一文
204368-8

よ-13-2
お医者さん・患者さん
吉村昭
患者にとっての良い医者、医者からみた良い患者とは？　20歳からの大病の体験を冷厳にまたおかしく描き、医者と患者の良い関係を考える好エッセイ。
201224-0

き-6-17
どくとるマンボウ医局記
北杜夫
精神科医として勤める中で出逢った、奇妙きてれつな医師たち、奇行に悩みつつも憎めぬ心優しい患者たち。人間観察の目が光るエッセイ集。〈解説〉なだいなだ
205658-9

き-3-3
ものぐさ精神分析
岸田秀
人間は本能のこわれた動物――。人間存在の幻想性に鋭く迫り、性から歴史まで文化の諸相を縦横に論じる注目の岸田心理学の精髄。〈解説〉伊丹十三
202518-9